MI DESEO DEPENDE DE MÍ

EVA MORENO

PRÓLOGO DE **MÓNICA NARANJO**

MI DESEO
DEPENDE
DE MÍ

CLAVES PARA ESTIMULAR
EL DESEO SEXUAL

Grijalbo

Papel certificado por el Forest Stewardship Council®

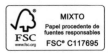

MIXTO
Papel procedente de
fuentes responsables
FSC
www.fsc.org
FSC® C117695

Primera edición: octubre de 2019

© 2019, Eva Moreno
© 2019, Penguin Random House Grupo Editorial, S.A.U.
Travessera de Gràcia, 47-49. 08021 Barcelona

Printed in Spain – Impreso en España

ISBN: 978-84-17338-91-6
Depósito legal: B-10.619-2019

Compuesto en M. I. Maquetación, S. L.
Impreso en Reinbook
Sant Boi de Llobregat (Barcelona)

DO 3 8 9 1 6

Penguin
Random House
Grupo Editorial

A Jaume.
Juntos lo hacemos posible

Índice

La gestión madura de las relaciones

Tu puesta a punto sexual

Mi deseo

Prólogo
MÓNICA NARANJO

Jamás en la vida pensé que a mis cuarenta y cuatro años y con dos matrimonios a mis espaldas podría sentirme tan frágil y vulnerable a la hora de volver a compartir mi intimidad con alguien.

Cuando, hace un año, conocí a Eva, me asaltaron muchas dudas durante la grabación de nuestro programa de sexo. Sus talleres dieron para mucho, sobre todo para profundizar a solas conmigo y con mi sexo. Entendí que el verdadero sentido de la sexualidad plena comienza en la autocomplacencia, para a continuación extrapolar el deseo tentacular hacia el prójimo y compartir el verdadero sabor del desenfreno animal haciendo caso omiso a complejos, fobias o miedos psicológicos.

Mi primera experiencia a solas fue una noche, de madrugada, bajo el intenso aroma de las velas de canela tostada. De pie y frente al reflejo íntimo del espejo de mi vestidor, me entregué a mi cuerpo y a mis fantasías tan solo ataviada con un ligero picardías de seda bajo cuya transparencia asomaban mis pechos firmes y duros, hambrientos de la calidez ágil y escurridiza de las yemas de mis dedos, que exploraban cada rincón de mi cuerpo, colmando de caricias un clítoris poco mimado en los últimos meses, al son del vaivén de un océano de lava que se escurría entre mis muslos.

Mi taller personal fue todo un éxito. Pero, sin duda, lo más importante del ejercicio fue volver a reconocer mi cuerpo y volver a estimularme conmigo misma, para después poder enseñárselo y reclamarlo a la próxima persona que invada mi vida y, lo más esencial, mi cuerpo.

Tu deseo y yo

«Una mujer que no tenga control sobre su cuerpo
no puede ser una mujer libre.»
MARGARET SANGER

La sexualidad femenina es fascinante; me gustaría contagiarte esa pasión. Me encantaría que te enamorases de tu sexualidad, de tus genitales y de tu poder femenino.

La sexualidad femenina se juzga, analiza, cuestiona y evalúa constantemente. Los medios de comunicación nos lanzan mensajes sobre lo que hemos de sentir, cuánto tenemos que disfrutar y los orgasmos que podemos lograr. Coge cualquier revista femenina y seguro que encontrarás un artículo que hable del deseo sexual que deberíamos experimentar las mujeres. ¡Menudo estrés!

Hasta donde me alcanza la memoria, y mucho antes, el deseo sexual de la mujer ha sido objeto de atención y de mala interpretación. Se ha teorizado sobre este con la intención de corregirlo, y no de entenderlo.

El deseo femenino no es blanco o negro. No se ha inventado una pastilla mágica que nos despierte el deseo sexual, y dudo que se logre. Es imposible medir el deseo sexual o el placer. Cada mujer debe definirlo, decidir lo que es adecuado o no para ella. No existe una cantidad correcta de deseo: el deseo fluctúa como las acciones de la bolsa. Pasamos épocas en las que el sexo ocupa todos nuestros pensamientos, y otras en que el desinterés es total. El deseo es algo muy personal por lo que para cada una de nosotras la intensidad y la frecuencia del mismo pueden ser distintos.

Si en este libro esperas encontrar la fórmula mágica que consiga despertar tu deseo sexual dormido y te haga conectar directamente con las mariposas en la barriga para convertirte en una mujer salvaje y erótica... deja la lectura. Quiero ofrecerte las herramientas para que tomes el poder sobre tu cuerpo, tu sexualidad y tu deseo. La fórmula la debes encontrar tú.

En mi primer libro, *Es la hora del Tapersex*, hacía un repaso por el mundo de la juguetería y la cosmética erótica; era la primera guía de juguetes eróticos desde mi particular mirada. Mis amados juguetes, cuántas alegrías nos dais. En el segundo, *Mujeres, juguetes y confidencias*, recogía la experiencia y las anécdotas de las reuniones Tapersex® a través de las mujeres protagonistas. Con el tercero, abordo el deseo, la gran preocupación de la sexualidad femenina. En el último Congreso de Sexualidad, celebrado en Barcelona, la mayoría de los foros y talleres se centraron en el deseo femenino como tema principal.

Vivimos en una época muy ligada al consumo y en la que se busca responder a la demanda de altos niveles de perfección, calidad y excelencia. Necesitamos resultados instantáneos y efectivos, lo queremos todo fácil y al momento. El placer sexual no se escapa a esa influencia: queremos un resultado óptimo, unos orgasmos sublimes, con la frecuencia idónea y, por supuesto, la pareja perfecta. Desgraciadamente, todas estas exigencias más que potenciar el deseo sexual, lo inhiben.

Tu deseo sexual es único y exclusivo. Espero que este libro te ayude a reconocer qué necesitas para alimentarlo.

Espero también que a través de estas páginas reconozcas las ideas y pensamientos erróneos acerca de la sexualidad: una construcción social sin ninguna base más que la creencia popular y los intereses del patriarcado en mantenerlo.

Me encantaría que, después de esta lectura, entendieses que dispones de las herramientas para gestionar y estimular (o influir en) tu deseo sexual. Que tú eres la dueña del jardín de tu deseo, y que debes responsabilizarte de ello. Únicamente depende de ti.

Quiero decirte que, para facilitar mi discurso, en la mayor parte del texto hablo de las mujeres en general, aunque reconozco y amo todas las diferencias. Verás que me dirijo a ti, mujer, en femenino. También a todas las mujeres de todas las sexualidades. Cuando digo pareja, me refiero a cualquier tipo de pareja —o unión de más de dos personas— donde haya una mujer.

He tratado de evitar las habituales comparaciones de la sexualidad femenina con la masculina. No son necesarias para resaltar la entidad propia de nuestra sexualidad. En ningún caso trato de excluir a nadie y lamento no poder incluirlo todo. Espero no ofender ni molestar.

Escribo con el ánimo sincero de despertar y concienciar, de contribuir a recapacitar positivamente sobre nuestro deseo sexual.

Para mí, escribir este libro ha sido un reto y un aprendizaje como lo es cuando una o un paciente o una pareja confían en mí para ayudarles a solucionar el problema por el que acuden a la consulta.

Somos seres sexuales desde que nacemos hasta que morimos. Buscamos la perfección en la sexualidad, y esta no existe. Nos marcamos unas expectativas innecesariamente altas que alejan el deseo y nos distancian de nuestra naturaleza como seres sexuales. La sexualidad no es perfecta. Con suerte, alguna vez habrás vivido un polvo perfecto, pero, al finalizar el polvo, vuelta a la realidad. La realidad no es perfecta; como la sexualidad, es imperfecta.

EN POCAS PALABRAS

A través de estas páginas me gustaría proporcionarte las herramientas para que cuides de tu deseo, de tus emociones y de tu salud sexual con el amor que te mereces, construyendo tu propio modelo de sexualidad imperfecta donde nada es blanco o negro, sino un bonito jardín de matices, aromas y colores del que tú eres la única responsable.

MIS FRASES PARA TI

- El deseo sexual de la mujer ha sido objeto de atención y de mala interpretación. Se ha teorizado sobre nuestro deseo con la intención de corregirlo y no de entenderlo.
- El deseo idóneo es el que a cada una de nosotras le va bien.
- Dispones de las herramientas para influir en tu deseo sexual.
- Buscamos la perfección en la sexualidad, y no existe. Nos marcamos unas expectativas innecesariamente altas que alejan el deseo y nos distancian de nuestra naturaleza como seres sexuales. La sexualidad no es perfecta.

El deseo sexual no viene del cielo

¿Cómo funciona el deseo sexual?

«Dejamos de temer aquello que hemos aprendido
a entender.»
MARIE CURIE

«A veces quiero sexo, a veces no. Tengo la libido loca.»

La pérdida del deseo sexual es el mayor problema sexual de las mujeres, y no todo está en la mente. Una de las primeras cosas que cuento a las mujeres que se inquietan por su deseo sexual es que no existe una frecuencia o un conjunto de comportamientos normales en sexualidad. La sexualidad y el deseo están vivos. Cada mujer tiene su propio nivel de lo que considera «normal» en función de sus propias experiencias y su impulso biológico. Cada una quiere algo diferente.

El deseo es el epicentro de la sexualidad. La sexualidad es un hecho íntimo, connatural e intrínseco en nuestras vidas y en nuestra naturaleza humana. Somos seres sexuales desde el principio y hasta el final de nuestros días.

La sexualidad es un motor vital. Sin el deseo, el motor no tiene movimiento. El deseo es el activador natural de la sexualidad. El «deseo sexual» puede significar dos cosas: la necesidad de tener relaciones sexuales o la necesidad de tener algo más cercano emocionalmente.

La sexualidad es un suceso natural que precisa ser enseñado, educado y aprendido. El deseo femenino no se reduce a una experiencia única: varía en una misma mujer y varía entre las otras mujeres. Se alimenta de la experiencia y del mismo deseo.

El deseo que más preocupa es el deseo sexual. El deseo de contacto con una misma y el hambre de vinculación con otra persona. No te alarmas si pasas una temporada sin ganas de ir al gimnasio, sin ánimo para quedar con las amigas o salir a dar un paseo. No le das más importancia, y también es deseo. Comprendes que es un estado anímico, que pasará. Sin darte cuenta, vuelves a estar activa y haciendo lo que te gusta: ir de compras, al cine, ver a amigas que reaparecen tal y como desaparecieron.

Pero el deseo sexual adquiere otra magnitud. Entramos en territorio desconocido. Podría parecer que el deseo es como un ente mágico que no depende de ti. Que se presenta mientras estás sentada en el sofá mirando una serie en la televisión. Como «algo» desvinculado de ti. Que viene y se va sin que tú tengas nada que hacer. ¡Pues ya te voy diciendo que no!

Para empezar, deberíamos quitarnos el estigma de que las mujeres tenemos menos deseo sexual que los hombres. No es cierto. Las mujeres somos sexualmente activas, y los factores que provocan nuestro deseo sexual son tan potentes como los que provocan el deseo masculino.

Responsabilizarnos de nuestro deseo sexual es cuidar de nuestra salud. Es un aprendizaje que todavía nos queda por hacer a la mayoría de las mujeres. Vigilamos la alimentación, practicamos deporte, nos cultivamos intelectualmente, pero el deseo todavía no forma parte de la lista de prioridades vitales. Velar por este es una cuestión de salud física y emocional.

Con cuántas mujeres he hablado durante el proceso de elaboración de este libro y durante mi vida profesional, y cuando les he preguntado por su deseo sexual, muchas veces hemos mantenido una conversación parecida a esta:

—De deseo sexual, ¿cómo estás? ¿Cómo te notas?

—Ah, bien, no tengo pareja.

—¡¿Cómo?!

Asociar el deseo sexual a otra persona está bien, si tienes pareja, que desde luego que interviene directamente. Pero no solo, porque el deseo forma parte de ti. Es tu responsabilidad. Si lo descuidas cuando no tienes pareja, ¿por qué razón va a aparecer cuidado y cultivado cuando tengas pareja? No tiene mucho sentido.

Cuidando de tu deseo, estás cuidando de ti. El deseo es un buen barómetro de tu estado. Te va a proporcionar mucha información sobre ti, pues vive en ti, tanto si lo sientes como si no lo sientes. Tanto si lo atiendes como si lo desatiendes. Está en ti. Depende de ti.

En pareja, si se da un desequilibrio en el deseo, este afectará a ambas partes, y solucionarlo también es una responsabilidad de los dos. El desajuste en la demanda de actividad sexual es un problema de pareja que cuesta afrontar, y en el 90 por ciento de los casos se va dejando de lado: no se resuelve y se enquista. En la mayoría de los casos, somos las mujeres las que más sufrimos la inapetencia sexual, nos sentimos culpables y con baja autoestima. Evitándolo, nos ninguneamos a nosotras mismas y menospreciamos a la pareja. No es un buen presagio para la relación.

Así que, si tienes este libro entre tus manos, es porque sientes interés, curiosidad y ganas de ocuparte de ti. Me alegro y te felicito.

Hablamos de bajo deseo sexual o deseo inapetente cuando no existe o es hipoactivo. Deseo hipoactivo quiere decir que está por debajo de su actividad. ¿Es eso un problema? ¿Es un problema sexual? Va a depender de ti. De tu elección, de lo que tú quieres para ti. Consideramos que hay un problema cuando existe una gran diferencia entre la situación real que vive la persona y la situación deseada. Esto provoca una insatisfacción o sentimiento de discrepancia entre cómo es tu vida sexual y cómo te gustaría que fuese. Entre cómo te comportas y cómo te gustaría comportarte. Este «problema» puede ser temporal, circunstancial o estar enquistado en el tiempo. Sin duda, este desajuste produce un gran impacto emocional, sufrimiento y ansiedad. Si sucede en una relación de pareja, comporta distanciamiento y malestar.

El deseo femenino parece incomprensible incluso para nosotras mismas. Caprichoso, fugaz y variable. Pero no lo es tanto. El deseo es la expresión de la disponibilidad y de la confianza en una misma, del entorno, de lo que quiero profundamente, de lo que no quiero y no me atrevo a expresar.

Según los últimos estudios, más del 50 por ciento de las mujeres sufre algún tipo de disfunción sexual a lo largo de su vida.* ¡Más de la mitad de las mujeres del mundo! Así que a la mayoría nos va a pasar algo que afectará a algún aspecto de nuestra vida sexual. El trastorno más habitual es la falta de deseo sexual: deseo sexual hipoactivo. Según el DSM, que es el *Manual de Diagnóstico y Estadística* de la Asociación Americana de Psiquiatría —la Biblia de la terminología y de los conceptos que tienen que ver con la sexualidad y derivados—, este bajo deseo sexual provoca un tremendo sentimiento de culpa, baja autoestima, estados emocionalmente negativos, sentimiento de incapacidad, angustia, desasosiego, intranquilidad, preocupación, disgusto, tristeza, ira... Ya ves todo lo que pasa cuando el deseo no es como una desea.

Algo tan abstracto como el deseo nos genera en verdad un estado de malestar importante. ¿Es antes o después de la falta de deseo cuando se produce la falta de autoestima? No sabemos qué fue primero el huevo o la gallina. ¿Qué llegó primero, la ausencia de deseo o de autoestima? ¿Quizá es la falta de autoestima o el sentimiento de poco valor o poca estima lo que te lleva al descuido del deseo sexual? ¿Quizá porque no lo has hablado con tu pareja? En cualquier caso, el deseo sexual y los agentes externos están por completo conectados. Se cruzan. Se trenzan. No funcionan como departamentos estancos, sino como vasos comunicantes que se retroalimentan. ¡Ahora va a ser que el deseo no viene del cielo!

---

* Diferentes estudios evalúan con porcentajes el riesgo de padecer una disfunción sexual en la mujer. Una de las primeras referencias es el estudio elaborado por investigadores del Hospital General de Massachusetts, en Boston, publicado en noviembre de 2008 por la revista *Obstetrics & Gynecology*; este concluyó que alrededor del 43 por ciento de las mujeres vivían algún tipo de disfunción sexual en su vida, siendo la falta de deseo sexual el más prevalente. Un estudio más reciente, publicado en 2016 por *BMC Public Health*, indica que el 53 por ciento de las mujeres encuestadas manifiestan una experiencia de disfunción sexual, siendo, de nuevo, el deseo sexual inhibido la más dominante.

Venga de donde venga esa falta de deseo, ya sea por una razón química o biológica, la mujer llega a la consulta con muchas cargas del tipo: «tengo que...», «no puedo...», «necesito...», «tengo miedo de...». Estados casi depresivos, de impotencia y de gran sensación de peligro hacia su relación.

Quiere salir de ese estado, pero no sabe cómo. ¿Dónde se puede encontrar la píldora mágica del deseo sexual? ¿Qué se puede tomar para aliviar el dolor que provoca esa ausencia de deseo? En todo este proceso, se va perdiendo la confianza en una misma, en su potencial personal, en la capacidad, en la importancia de sus decisiones y de sus acciones. Va perdiendo poder, se va desapoderando.

El poder del deseo

Cada día hablamos más del empoderamiento femenino, de tomar las riendas de nuestra vida, de ocupar el lugar equitativo con los hombres. Pero en el pantanoso terreno del deseo sexual, todavía llevamos la carga de la responsabilidad. Con la culpa se inicia la cadencia de pérdida de poder de deseo. No tengo deseo y es mi culpa; me lo creo y entro en un pensamiento rumiante de más culpa que me inhabilita para entrar en el deseo.

El poder sobre tu deseo está asociado a la confianza, a la capacidad de elección y a lo que quieres para ti. Con la autoestima y la convicción. Con lo que te dices a ti misma que te sienta bien. Tiene que ver con la forma en que tú te ves. Tiene que ver con el poder para mostrar confianza en tus propias habilidades y el derecho a actuar y a escoger cómo quieres vivir tu vida. Poder para escoger tus conductas vitales. El poder que surge de la unión mutua de intereses comunes en pareja, de la unión que hace la fuerza. Del compromiso contigo y con el resto. Un poder que te permite dirigir tu vida y cambiar por elección. Transformar tu entorno social, sexual, familiar, laboral o emocional.

Reconstruir la autoconfianza y la autoestima viviendo un proceso de bajo deseo sexual requiere un gran esfuerzo, valentía y paciencia. La confianza es la base de la autoestima; la dignidad y la creencia de que podemos encarar cualquier reto. La autoestima es la forma en que hablamos de nosotras.

Me quiero, me respeto. Por eso voy a atender mi deseo sexual. Cuidar de tu vida sexual, cuidar de tu deseo sexual forma parte del respeto que debes tenerte a ti misma.

Cuando se entra en una dinámica de falta de deseo sexual, cuando se desea tener y no se encuentra, este es como un virus que se extiende, inundándolo todo de gris y congestionando otros aspectos bonitos y satisfactorios en nuestra vida. Hacemos de algo intangible el motor inverso de nuestra vida.

«El deseo adquiere sentido cuando soy capaz
de transformarlo en acción.»
JORGE BUCAY

Un paseo por la historia de la sexología

Me parece necesario llevarte de paseo por la historia y la teoría de la sexualidad humana y del deseo sexual. Espero hacértelo liviano. Cuanto más sepas sobre el funcionamiento del deseo sexual, mejor te vas a entender y mejor vas a gestionar tu deseo. El recorrido será corto. La ciencia de la sexualidad tiene una historia muy breve. No fue hasta el siglo xx cuando se empezó a estudiar científicamente.

El ginecólogo William Masters fue el primero en investigar los cambios que experimenta el cuerpo durante las relaciones sexuales. En 1954 inició un estudio que concluyó doce años más tarde, tras muchos esfuerzos y pocas facilidades, junto con la sexóloga Virginia Johnson. Para la investigación contaron con 382 mujeres de entre 18 y 70 años y con 312 hombres de entre 21 y 89 años, una excelente muestra dado el puritanismo de la época. En total, valoraron 10.000 ciclos completos de respuesta sexual. ¡Una barbaridad!

En 1966, la pareja Masters & Johnson dio a luz sus innovadoras conclusiones publicando *Respuesta sexual humana*: el primer estudio científico y detallado de los cambios fisiológicos que mujeres y hombres experimentan durante las relaciones sexuales. El libro se convirtió en un éxito de ventas y revolucionó a la sociedad y de todo el mundo.

Masters & Johnson distinguieron cuatro fases en la respuesta sexual humana: excitación, meseta, orgasmo y resolución (ver el cuadro de las págs. 26-27). Un modelo de respuesta sexual lineal: sota, caballo y rey. Este es un dato importante para entender el recorrido que iniciamos.*

Espero que los cuatro sucesos que experimenta el cuerpo hasta llegar al orgasmo, según Masters & Johnson, te resulten familiares. En la fase de excitación se siente tensión muscular, sube la frecuencia cardiaca, se activa la vasocongestión en todo el cuerpo y especialmente en los genitales que, por la irrigación, cambian de tamaño. Crece el clítoris. Se activa la lubricación vaginal. La fase de meseta supone el tránsito entre la excitación y el orgasmo, puede durar minutos u horas. Los cambios dados en la fase de excitación se hacen más notables todavía en la fase de meseta. En la fase de orgasmo se subliman todas estas sensaciones. Se sienten contracciones y espasmos involuntarios, aumenta la presión arterial y la frecuencia cardiaca y se altera el ritmo respiratorio. Se da una inmediata liberación de tensión nerviosa. Durante la experiencia más placentera de este recorrido, también se producen contracciones rítmicas en el útero. La experiencia del orgasmo se puede repetir sin pasar por la siguiente fase. Hablo de la multiorgasmia y digo «se puede» porque hay mujeres que pueden y otras que con un único orgasmo ya se quedan satisfechas e hipersensibilizadas genitalmente.

---

* Si quieres saber más sobre Masters & Johnson, la serie *Masters of Sex. La vida y obra de William Masters y Virginia Johnson, la pareja que enseñó a América cómo amar* es un fiel reflejo de lo que les costó sacar adelante la investigación en aquellos años. Tiene un Globo de Oro.

En la fase de resolución, todo vuelve a estabilizarse: presión arterial, vasocongestión y respiración.

En ningún caso hablo del tiempo que dura o que debe durar cada fase. Este modelo de respuesta fisiológica es bastante común en todas las mujeres, lo que varían son los tiempos: más o menos tiempo de excitación o de meseta, tardar más o menos en alcanzar el clímax. Estos tiempos pueden ser diversos en la misma persona dependiendo de la situación, de la edad, del cansancio, del estrés, de la frecuencia, de la experiencia..., en definitiva, de muchos factores a veces previsibles, casi siempre, imprevisibles.

Volvemos a la historia. En 1979, Helen Singer Kaplan la lía gorda. Incorpora el «deseo» en todo el proceso de respuesta sexual. Según Kaplan, lo primero que tiene que aparecer es el deseo, «las ganas de». El deseo es el principio de toda función sexual. Elimina la fase de meseta y equipara al mismo nivel deseo y excitación. El deseo entendido como la suma de todos los factores emocionales, intelectuales y psicológicos que intervienen.

TODAS LAS FASES DE LA RESPUESTA SEXUAL

Deseo
El deseo sexual se define como el deseo de experimentar sentimientos o actividades sexuales, intimidad o gratificación sin o con pareja o parejas.

Excitación
La excitación sexual comienza en el cerebro, que envía mensajes a todo el cuerpo para prepararnos para el sexo. Esta excitación puede ser estimulada por el pensamiento, la fantasía, la conversación, el olfato, el tacto, el gusto, el sonido, la vista, etc. Existe una gran diversidad en lo que alguien encuentra sexualmente excitante, y esto puede cambiar de una persona a otra,

---

ya que está influido por la cultura, la edad, las etapas vitales, las experiencias o los ciclos. La excitación sexual puede ocurrir repentina e intensamente o bien puede ser una progresión más lenta. Cada persona es única en sus experiencias de excitación sexual.

Aumenta la frecuencia cardiaca.
Aumenta la presión sanguínea.
Los músculos del cuerpo se tensan.
Los pezones se erectan.
La piel se ruboriza.
El clítoris se agranda y se erecta.
Los labios mayores se irrigan y se separan.
Los labios menores se irrigan y crecen.
El útero y el cuello uterino se retraen.

Meseta

Contrariamente al significado de la palabra, la fase de meseta de la respuesta sexual no es una nivelación plana de la excitación sexual. La excitación continúa creciendo. La persona puede sentir excitación física y emocional y tener sensaciones físicas de sensibilidad, calidez e incluso sentirse ruborizada. Puede llevar a la persona a un nivel de conciencia alterada, un momento en el que tomar decisiones es muy difícil. Es la fase de máxima fogosidad y pasión antes del orgasmo.

Orgasmo o clímax

El orgasmo es un sentimiento intenso y placentero que se puede producir después de la fase de meseta. Es la fase más corta del ciclo. Ocurre cuando la tensión sexual y muscular se libera en una serie de contracciones rápidas y placenteras. Es el pico de la excitación sexual, también denominado «clímax». La experiencia del orgasmo es diferente de persona a persona y de experiencia a experiencia. Aunque las experiencias sexuales no acaben con un orgasmo, pueden ser igualmente placenteras.

Resolución
Es la etapa final de la respuesta sexual. Durante la resolución se produce una relajación muscular y emocional. La sangre que se ha movido hacia los genitales se drenará despacio. El cuerpo volverá, poco a poco, a ser como antes de la excitación sexual. La fase de resolución sucede tanto si se ha experimentado el orgasmo como si no.

¡Qué fácil!, ¿verdad? Pues no. Resulta que la sexualidad femenina es tan maravillosa que tenemos la capacidad de cambiar el orden de los factores. Romper la progresión «deseo, meseta, orgasmo y resolución». El sexo en sí mismo puede ser desencadenante del deseo y la excitación, o bien un primer orgasmo nos puede llevar al deseo del segundo y a sentir la excitación genital y física antes que la experiencia del deseo. Quizá alguna vez te ha pasado. Te pones a mantener relaciones sexuales sin demasiado entusiasmo y con pocas expectativas, y en el transcurso del juego te calientas tanto que hasta tú te sorprendes.

No obstante, el deseo no implica necesariamente el deseo de tener relaciones sexuales. Cada mujer es diferente, tenemos unas preferencias distintas, y esas preferencias pueden cambiar según el momento. Podemos desear la masturbación en solitario o incluso llegar al orgasmo solo con el pensamiento, sin ningún contacto físico. Te puede apetecer mantener relaciones sexuales con tu pareja, pero sin penetración o sin acabar con un orgasmo y ser del todo satisfactorias.

La respuesta sexual femenina no es sota, caballo y rey. Las fórmulas matemáticas no funcionan con nosotras. De esto se dio cuenta otra mujer, la doctora Rosemary Basson. En el año 2000,

Basson presentó el ciclo de respuesta sexual «circular» en la mujer, nada que ver con el «lineal».

Me interesa mucho explicarte las conclusiones a las que llegó Basson. Estoy convencida de que te van a aportar comprensión sobre la intuición que ya tienes de tu deseo sexual.

En contraste con la noción lujuriosa del impulso espontáneo que surge de la nada, Basson encontró que sus pacientes —especialmente las que mantenían relaciones sexuales con parejas de largo recorrido— necesitaban más tiempo para excitarse. Aun con deseo de mantener encuentros sexuales, no sentían un deseo físico hasta que empezaban un cierto juego erótico que incluía besos, abrazos y caricias. Según ella, los indicadores que despiertan el deseo femenino no son muy diferentes a los que movilizan el deseo masculino, y el modelo lineal de respuesta sexual se limita a la descripción de las sensaciones fisiológicas dejando de lado elementos fundamentales para alimentar el deseo femenino, como son: la confianza, la intimidad, la capacidad para ser vulnerables, el respeto, la comunicación, el afecto y el placer del contacto sensual. La motivación femenina para llegar a la experiencia sexual tiene que ver con una serie de recompensas, casi nunca vinculadas directamente con el sexo. Ojo, que también somos capaces de conectar únicamente con la sensación más física, el deseo instintivo.

La excitación sexual de la mujer es mental y fisiológica. Puede expresar, o no, una exteriorización genital. Si se da esa manifestación en los genitales, puede traducirse, o no, en un impulso erótico para la mujer. Para acabar, puede haber orgasmo, o no. El orgasmo no es necesario para gozar de forma satisfactoria. Para que todo esto suceda hace falta intimidad.

¿Qué es la intimidad emocional?

La intimidad emocional implica sentimientos de cercanía emocional y conexión con la otra persona, así como el deseo de compartir los pensamientos y los sentimientos más íntimos. Las relaciones íntimas se caracterizan por actitudes de confianza mutua, de cuidado y de aceptación.

La intimidad es un aspecto imprescindible en la esfera sexual, y radica en la capacidad de amar, confiar y cuidar a la otra persona, tanto en el aspecto sexual como en el emocional.

Para tener una verdadera intimidad, una persona tiene que estar dispuesta a asumir riesgos emocionales. La intimidad emocional no se produce de forma espontánea con la actividad sexual, ya que la persona implicada sexualmente puede ser incapaz de compartir sus pensamientos y sentimientos más íntimos o bien decidir no compartirlos.

Estos son los requisitos para cultivar una intimidad saludable:

- **Conocerte y gustarte**
  Tener una buena intimidad contigo misma. Si te gustas y te quieres, reconocerás tus sentimientos y necesidades más íntimas y desarrollarás las herramientas y la seguridad para compartirlos con los demás.
- **La confianza**
  Si existe confianza, te sentirás segura para descubrir tus sentimientos más íntimos sin temer ser rechazada o dañada. La confianza se construye poco a poco, a medida que reconoces que la otra persona se compromete sinceramente en la relación.
- **El cuidado**
  Atender y velar por las necesidades e intereses de la otra persona, sin desatender o dañar tu autocuidado.
- **La honestidad**
  Una actitud y un comportamiento verdaderos. Ser honesta no significa que tengas que explicar con pelos y señales tus relaciones pasadas. Con explicar la verdad necesaria para la relación es suficiente, pues cuenta que la discreción también es importante. Franqueza respetuosa con tu pareja y contigo misma.
- **La comunicación**
  Expresar con claridad y escuchar con empatía. Eliminar las suposiciones, evitar la tergiversación del discurso y la frustración del conformismo, que acaba rompiendo la conexión necesaria para generar intimidad.

En mujeres que viven una relación de pareja estable, el deseo necesita de intimidad. El deseo sexual se expresa como la recompensa a la cercanía, al compromiso emocional, a la unión y a la tolerancia de las imperfecciones de la relación.

Cuando alguno de los requisitos para alimentar la intimidad cojea, el deseo sexual se resiente. Para recuperar el deseo sexual primero tenemos que recuperar la intimidad.

Ya ves, hemos dado un giro de ciento ochenta grados al concepto de deseo y a los factores que lo alimentan. Pero Basson incorpora dos ingredientes más, el contexto y la intención.

■ El contexto, el continente del deseo

El contexto tiene que ver con el entorno en el que se mueve la pareja, todo lo que la envuelve, como si fuese la cáscara de una nuez o el envoltorio virtual de la relación. Define la identidad de la relación y se expresa en el día a día: en sus prioridades, en la forma de relacionarse y comunicarse, en el modo de resolver los conflictos, en sus rutinas habituales. La pareja necesita construir un contexto común que armonice los contextos individuales. Se trata de un proceso de reconocimiento y aceptación respectivo, sin que ninguno de los dos miembros de la pareja trate de imponer su estilo al otro.

El deseo sexual de una mujer que goza de una relación de pareja equilibrada, con buena comunicación, con conexión emocional y complicidad fluirá con soltura. A diferencia del deseo sexual de una mujer que habita en una relación con conflictos, resentimiento o desprecio. Un entorno hostil aleja el deseo sexual.

Por supuesto, la vida interna de la mujer afecta al deseo sexual femenino. Cómo se encuentra emocionalmente. Si se siente segura, tranquila, descansada y con un buen nivel de autoestima, conectará mejor con el deseo sexual que si se encuentra cansada, estresada e insegura con ella misma.

Las experiencias sexuales vividas en el pasado también están ahí. Si la trayectoria vital sexual de una mujer ha sido satisfactoria, es más fácil que cuide de su deseo y vigile la frecuencia y calidad de su actividad sexual. Por el contrario, una mujer que no ha disfrutado de vivencias sexuales o eróticas placenteras no estará tan pendiente de ese aspecto de su salud.

Asimismo, las creencias personales e ideas preconcebidas sobre cómo debería ser, o no, una relación sexual afectan al deseo. Por eso, si dispones de toda esa información sobre tu deseo sexual, tendrás las herramientas necesarias para cuidarlo. Tú eres responsable de tu deseo sexual.

El deseo femenino se nutre de componentes muy sensibles. Necesita de intimidad —caricias y besos— y buena comunicación. Le afecta cómo te sientes y lo que haces con lo que sientes, cuánto te quieres y cómo gestionas tu mundo interior y exterior.

El deseo sexual femenino también puede ser espontáneo, instintivo, automático, desinhibido, improvisado y salvaje. ¡Qué alegría! Un buen polvazo sin pensar en nada más. Ese deseo arrebatado convive cordialmente con el deseo que requiere cuidados especiales.

Todas estas formas de expresar el apetito sexual viven en cada una de nosotras.

■ La intención determina la voluntad

La intención es la razón de ser de una acción. Es la motivación que te lleva a ocuparte de tu libido. La intención es totalmente subjetiva y nadie juzgará tus razones. Si te ocupas de tu deseo sexual, es por un motivo o muchos. Te mueve un incentivo, el que sea. Una causa relacionada contigo, con tu pareja o con ambos. Evalúa cuáles son tus motivaciones. Todas son válidas.

Aquí tienes algunas:

- **Razones físicas**
  Placer, alivio del estrés, ejercicio, curiosidad sexual o atracción hacia otra persona. Mejorar las habilidades sexuales. Experimentar la multiorgasmia.
- **Razones por un objetivo concreto**
  Engendrar un bebé, mejorar el estatus social o buscar venganza.
- **Razones emocionales**
  Amor, compromiso, gratitud.

- **Razones de inseguridad**
  Para aumentar la autoestima, para evitar que una pareja busque sexo en otro lugar.
- **Sexo focalizado en tu cuerpo**
  Te gusta cómo se siente tu cuerpo cuando mantienes relaciones sexuales, sin preocuparte por cómo se siente la pareja. Necesidad de placer físico. Reconectar con tu cuerpo. Activar tu zona genital. Sentirte mejor contigo misma.
- **Sexo focalizado en la persona**
  Utilizas las relaciones sexuales para conectar con otra persona, te implicas emocionalmente. Vincularte más con la pareja.

No importa la razón de la motivación, siempre que te hables con lenguaje positivo sobre tu deseo y sobre tu capacidad de placer. Los razonamientos negativos y enjuiciadores sobre ti y tu deseo te ubican en el otro lado del deseo, la desgana.

Ya ves que existen unos elementos tangibles que intervienen en la modulación del deseo sexual. Entenderlos evita estancarse en el terreno del dolor, la inseguridad y la culpa. Te ayuda a ser más cuidadosa con tus elecciones y más exigente con tus peticiones. La comprensión del deseo evoluciona y mejora a medida que se habla de él. Dejamos de hablar de deseo como algo intangible y lo transformamos en un conjunto de ingredientes que tienen que confluir.

EL DESEO SEXUAL

El deseo depende del contexto, la persona, el momento vital, los factores de la relación y de la disponibilidad.

El deseo está vivo, se nutre cada día y cada día cambia. Lo que te iba bien ayer puede que ahora lo detestes. Tú tienes la llave de tu deseo sexual.

No existe una fórmula matemática, TODO interviene en la nutrición del deseo sexual. De tu deseo sexual. El deseo no viene del cielo. Tu deseo sexual depende de ti. Tu deseo es diferente a mi deseo y al deseo de tu hermana, cuñada o amiga.

El deseo sexual de una mujer que vive en una relación de pareja estable necesita nutrirse de intimidad emocional, habitar en un contexto adecuado y contar con buenas intenciones.

Aunque pueda parecer que hablo solamente del deseo sexual en mujeres con pareja, no es así. Me refiero al deseo sexual femenino. El deseo sexual de todas las mujeres. De las mujeres que no tienen pareja, ni quieren tenerla. El deseo de las mujeres que tienen parejas eventuales o que buscan pareja fija. El deseo de las que ya tienen pareja o parejas. El deseo de todas las demás. Cuando digo «relación», se trata de la conexión consensuada entre dos o más personas, y de las que por lo menos una de ellas es mujer. Esa mujer puede estar con otra mujer o con varias. Con un hombre o con varios. Mantener una relación coital, sentimental o ambas.

«Hacía tiempo que no me sentía normal. Mi marido empieza a darse cuenta de que, si no tomo la iniciativa en el sexo, no es que no lo desee. Lo deseo. No pienso en el sexo; cuando él me invita a la cama, me apetece. Me alivia mucho que él esté más tranquilo, yo también lo empiezo a estar. La terapia nos está ayudando a entendernos mejor.»

Ángela, 43 años

Traza la línea vital de tu experiencia sexual y emocional

Te propongo una dinámica muy sencilla, pero que exige una dosis de reflexión sobre tu vida emocional, sexual y de relaciones.

Traza una línea recta, vertical u horizontal. Como te guste más. Sitúa un punto en el momento actual, en el presente. Desde ahí ve marcando las experiencias del pasado y que consideras significativas en tu historia emocional y sexual. Trata de reflejar en esa línea tus acontecimientos vitales. Tómate tu tiempo. Repasando tus vivencias construimos tu propia narrativa del deseo. No sabes qué te deparará el futuro, pero sí sabes lo que te gusta o te disgusta del presente. Lo que te gustó y no del pasado. Seguramente, no te has detenido nunca a pensar en ello; lo vives, sin buscar una secuencia. La intención es que, a través de tu propio recorrido, encuentres sentido al momento actual. Darte una perspectiva de los hechos más importantes que han marcado tu historia vital sexual.

Cuando termines tu línea, mírala y procura analizar lo que has vivido. Entenderás así de qué forma las experiencias vividas te han llevado hasta tu vivencia presente del deseo.

El objetivo de la línea es organizar tu biografía, tener un reflejo del pasado vivido y trazar la senda del camino que quieres seguir.

Te muestro el ejemplo de Marta, una paciente que me ha autorizado a exponer su línea de vida emocional y sexual.

8-9 años: Recuerdo que oía a mis padres cuando hacían el amor en su habitación. De mayor supe qué era lo que escuchaba.

10 años: En el cole nos dieron una clase de sexualidad. Cuando llegué a casa se lo expliqué a mi madre y me riñó. Me doy cuenta de que nunca más le expliqué nada que tuviese que ver con ese tema.

12-13 años: Tenía sueños eróticos con un chico del barrio. Me gustaba mucho. Soñaba que nos besábamos y nos íbamos juntos de excursión a la playa.

14 años: Mi primer beso con un chico del colegio en la fiesta de fin de curso.

15 años: Me masturbé por primera vez con una vecina. Nos masturbamos juntas. Me gustaba mucho.

De los 15 a los 19 años: Mucha masturbación, sobre todo estudiando. No recuerdo cuándo tuve el primer orgasmo, pero fue en esa época. Rollos de novietes que duraban una semana o poco más.

20 años: Pierdo la virginidad durante las vacaciones en Málaga con un chico que vi dos o tres veces más. No fue nada especial.

24 años: Conozco al padre de mis hijas. Nos hacemos novios. Sexo en el coche y en su casa o la mía cuando no estaban los padres. Siempre era con prisas para que no nos pillaran. Le quería mucho, el sexo no era bueno.

28 años: Me caso. Pensaba que por fin podríamos tener intimidad. Alquilamos un piso pequeño. Estaba muy enamorada, con muchas ganas de estar con mi marido. De sexo loco con él y de disfrutar mucho. Todo lo que no habíamos podido hacer antes, estábamos ahorrando para la boda. No pudimos hacer luna de miel, no teníamos dinero para viajes. Yo esperaba que, pasada la boda, hiciéramos pequeñas salidas y poder disponer de más tiempo para los dos, pero me quedé embarazada por un descuido de mi marido. No se quería poner el preservativo, decía que él controlaba. Toda mi idea de pareja y de vida se rompe. El embarazo me sentó fatal, nueve meses de vómitos. Nada de nada de sexo. Mi marido no me acompaña tanto como yo esperaba.

29 años: Tengo a mi hija. Ella ocupaba toda mi atención y tiempo. No tenía ganas de mantener relaciones sexuales. Me dieron puntos por la episiotomía y lo pasé fatal. Además, la niña lloraba mucho y yo no sabía qué hacer. Lo pasé fatal. Mi marido, en lugar de apoyarme, cogió celos de la niña. Tenemos las primeras discusiones fuertes. Recuerdo esa época con mucha tristeza. Yo me sentía fatal, me veía horrorosa y estaba muy triste.

30 años: Más de un año sin sexo. Me preparé mentalmente para tener sexo con mi marido el día de nuestro aniversario. Pensé que sería un buen regalo. Fue horroroso. Acabé llorando.

De los 30 a los 32 años: Es una época que tengo como borrosa. Yo no existía, todo era mi niña y las discusiones con mi marido. Cansancio y tristeza. Sexo, poco y mal. Me volví a quedar embarazada.

33 años: Tuve a mi segunda hija. No estoy alegre. El embarazo fue mejor que con la primera. Estoy muy cansada. Me siento muy sola. Mi marido me demanda más atención. No me ayuda en nada. Me hace sentir culpable por tener una niña, él quería un niño.

35 años: Durante la Navidad de ese año pienso por primera vez que me quiero separar, que no me gusta mi vida, que me he perdido en la crianza de mis hijas, que me he abandonado. Le digo a mi marido que necesitamos ayuda, que vayamos a terapia. Yo no era feliz. Me hizo sentir fatal, me dijo que todo eran tonterías de las mías, que lo que necesitábamos era más sexo.

37 años: Firmamos el divorcio. Fueron dos años de peleas, discusiones. Él no se quería ir de casa, ni pagar la pensión, ni ir a terapia... Me decía que estaba gorda, fea y que no valía para nada. No sé de dónde saqué las fuerzas para seguir adelante con la separación. Mi familia no lo entendía, no me apoyaba.

41 años: Momento actual. He pasado unos años concentrada en sacar adelante a las niñas. Son muy buenas niñas. Mi ex tiene una nueva pareja y esperan un bebé. Siento que ahora es mi momento. Ya toca que me ocupe un poco de mí. He conocido a un hombre que me gusta, es simpático y parece buena persona. Hemos salido a tomar café y al cine. Hay tensión sexual, pero yo tengo un poco de miedo. Hace mucho que no hago nada con nadie. Quiero hacerlo bien. No quiero volver a sufrir.

Después de trazar su línea de la vida, Marta se dio cuenta de que debía abandonar toda la culpa que sentía por no haber atendido las peticiones sexuales de su pareja. En las sucesivas sesiones de terapia trabajamos para acotar los límites y empoderarla en la relación con su ex, en reconectarla, reconciliarse sexual y eróticamente con su cuerpo antes de emprender una relación sexual con otra persona.

Trazar la línea de tu trayectoria vital sexual y emocional ayuda a hacer un balance objetivo, íntimo y reflexivo sobre los hechos del pasado que intervienen en tu presente. Sirve para tomar conciencia, para reflexionar sobre tu misión personal en la vida, para identificar lo que quieres y lo que no quieres. Actualmente, te mueves en una zona confortable, en un entorno que —te guste o no— conoces y dominas, con hábitos, rutinas y comportamientos que se repiten. Si eso ya te va bien, fenomenal. Si lo quieres cambiar, es el momento de pasar a la acción.

«Lo más importante para tener deseo
es nuestra memoria.»
Paco Cabello

EN POCAS PALABRAS

La sexualidad es un motor vital que necesita del deseo como combustible activador. El deseo sexual vive en ti —tanto si mantienes relaciones sexuales como si no—, pero no aparece por arte de magia: necesita alimentarse de intimidad, situarse en un contexto propicio y contar con buenas motivaciones. También podemos tener deseo sexual espontáneo e instintivo.

Somos las responsables de nuestro deseo sexual en cuanto que somos las responsables de cuidar y escoger la intimidad, el contexto y las motivaciones que conviven con cada una de nosotras.

MIS FRASES PARA TI

- El deseo femenino no se reduce a una experiencia única; varía en una misma mujer y varía entre las otras mujeres.
- Deberíamos quitarnos el estigma de que las mujeres tenemos menos deseo sexual que los hombres.
- Velar por el deseo sexual es una cuestión de salud física y emocional.
- Las mujeres que mantienen relaciones sexuales con parejas de largo recorrido necesitan más tiempo para excitarse.
- Los razonamientos negativos y enjuiciadores sobre ti y tu deseo te ubican en el otro lado del deseo, la desgana.

Mi deseo sexual: ¿soy diferente a las demás?

¿Eres diferente a las demás mujeres? Definitivamente, sí. Todas somos distintas. La creencia de que todas las mujeres respondemos de igual forma a los mismos estímulos ha hecho mucho daño a la vivencia sexual femenina. Cada mujer siente la experiencia del deseo de un modo diverso, según su historia vital emocional y sexual, el contexto y las motivaciones. Alégrate, la diferencia es enriquecedora. También es una trastada. Sería mucho más fácil que los deseos de todas las mujeres se comportasen siguiendo el mismo patrón: eso nos evitaría bastante trabajo personal, aunque también sería mucho más aburrido.

AUSENCIA DE DESEO SEXUAL

La falta de deseo sexual o trastorno del deseo sexual hipoactivo (TDSH) en la mujer se entiende como la ausencia o disminución de pensamientos, sentimientos o fantasías sexuales, así como del interés en iniciar un encuentro sexual —sola o en pareja— en presencia de adecuados estímulos provocadores del deseo sexual sensible. Los estímulos se refieren a la importancia de la calidad de la pareja para evocar la respuesta sexual necesaria o bien a los estímulos que para ella misma pueda provocar. La mujer con TDSH no siente respuesta fisiológica, ningún tipo de impulso sexual. Por eso, no siente la necesidad de buscar placer antes o después de iniciada una conducta sexual. Cuando este hecho se presenta de forma persistente o recurrente provoca un alto grado de malestar y angustia individual, y dificulta la relación interpersonal.

El bajo nivel de deseo sexual o la carencia de este es una de las patologías sexuales más habituales en consulta, en especial en mujeres a partir de los cuarenta años. Se trata de un desajuste entre el deseo sexual que la mujer considera adecuado y lo que siente. En el *Manual de Diagnóstico y Estadística (DSM)* se refiere como un «trastorno del deseo sexual hipoactivo». Trastorno significa «enfermedad o alteración de la salud». Soy la primera que considera imprescindible el cuidado del deseo sexual para gozar de una buena salud general, pero hablar de enfermedad me parece un poco excesivo. En cualquier caso, para sanar necesitamos saber qué es lo que ha llevado a la mujer a pensar de ella misma que algo no va bien. El significado de ese «algo» es «ya no siento como el recuerdo que tengo cuando sentía, ya no siento como me gustaría sentir».

Es probable que pienses que el deseo sexual aparece por obra y gracia del Espíritu Santo. ¡No eres la única! Es una percepción muy común, forma parte de los mitos y las creencias erróneas sobre sexualidad.

La magia no interviene ni siquiera cuando empezamos una relación y todo es fogosidad. Ese deseo lujurioso responde a una equilibrada combinación entre las motivaciones sexuales, unos estímulos determinados, intimidad y la sobredosis hormonal. Lamento decirte que esa conjunción nunca más se va a repetir, ni con la misma persona ni con otras. Se darán otros encuentros apasionados con esa persona u otras, pero nunca serán igual. Quizá resulten mejores o tal vez peores, siempre irrepetibles. Refugiarse en la idea de recuperar deseo sexual del pasado impide ver el presente.

Imagina que a los veinte años fuiste un fin de semana a Salou con tus amigos de la universidad; lo pasasteis genial, risas, alcohol y mucho baile. Ahora, veinte años después, repites el viaje con las mismas personas y al mismo lugar. ¿Crees que te lo volverías a pasar igual? Estoy convencida de que no. Disfrutarías muchísimo, pero nunca sería lo mismo. Pasaríais el fin de semana recordando los viejos tiempos y, a la vez, creando recuerdos nuevos que os seguirían vinculado. Si te hubieses empeñado en repetir justo todo lo que hicisteis hace veinte años, además de ser un tostonazo para tus amigos, te habrías llenado de frustración. Quedándote en el pasado, te pierdes el presente.

Mirar atrás objetivamente es saludable porque ayuda a reconocer los accionadores emocionales y de intimidad del deseo que entonces funcionaban y que es posible que hayan desaparecido. Pero acomodarse en el pasado impide ver el presente.

«Antes hablábamos mucho, caminábamos de la mano y casi no mirábamos la tele. Ahora no hablamos, nos reñimos. Se pasa el fin de semana mirando el fútbol, un partido detrás de otro. Yo ya he tirado la toalla, me meto en la habitación a leer novelas eróticas con mi vibrador.»

Dolors, 47 años

Recrearte en el deseo que tuviste en el pasado pensando que este se activará mágicamente te hace esclava de ti misma y del deseo mal entendido. Una carga pesada que comporta la pérdida de confianza en una misma, así como la pérdida de seguridad en las habilidades, en el compromiso con la pareja y en el poder para dirigir y cambiar tu vida, y te conducen a la resignación.

Desgranando las expectativas, emergen las ideas erróneas sobre sexualidad, las falsas creencias que alimentan el concepto patriarcal del deseo. Lo hemos mamado desde la más tierna infancia. Exigencias autoimpuestas que acaban convirtiéndose en disfunciones sexuales. Seguimos modelos, sin ninguna base científica, que envían el deseo sexual a tomar viento fresco. Un reglamento sin ley que responsabiliza, casi exclusivamente, a la mujer sobre el deseo sexual. Si la sexualidad se vive como una carga, se está más pendiente de qué hacer que de sentir. Significa vivir la sexualidad como dicen que hay que hacerlo, no como es saludable para mí. Si me dicen cómo lo tengo que vivir, ya no lo estoy viviendo, lo interpreto. Establecemos así límites invisibles que afectan de forma negativa a cómo me siento. Inconscientemente, la sexualidad se convierte en algo ajeno a mí. Cuando quiero conectar con mi sexualidad lo hago desde el «tengo que sentir, hacer o querer», no desde el «siento, hago y quiero». Pienso en negativo y lo convierto en una obligación; de este modo, cuesta mucho más sentir, hacer o querer.

En definitiva, estos falsos mitos ocasionan mucha ansiedad sobre el encuentro sexual. ¿Cómo vas a tener ganas de algo que no disfrutas? ¿Cómo vas a desear un encuentro íntimo si te produce ansiedad?

«A mí no me pasa como en las películas. Yo no tengo orgasmos que convulsionan mi cuerpo, ni grito... Seguramente es que soy muy fría, aunque me lo paso bien.»

Luisa, 23 años

ALGUNOS MITOS Y FALSAS CREENCIAS
SOBRE SEXUALIDAD

Te invito a que repases este listado de mitos y creencias sobre sexualidad. Me gustaría que señalases aquellos con los que te sientes identificada. Al final, te dejo espacio para que puedas añadir los que has echado de menos.

- A través de sexo se tiene poder sobre alguien. Sirve para controlar.
- Con la menopausia, la vagina se seca.
- Con la menopausia, se pierde el deseo sexual.
- Con menstruación no hay riesgo de embarazo.
- Cuando la relación se estabiliza, no me tengo que ocupar de esta, ya va sola.
- Cuando te haces mayor, te vuelves aburrido sexualmente.
- Debería tener ganas siempre.
- El deseo sexual viene solo.
- El hombre siempre tiene que tomar la iniciativa.
- El ideal de vida sexual es llegar siempre al orgasmo; si no, no hay placer.
- El orgasmo solamente se alcanza con la penetración.
- El sexo en pareja solo beneficia a una persona.
- El sexo es adictivo.
- El sexo es engañoso.
- El sexo es hiriente.
- El sexo es un premio o castigo a la relación.
- El sexo es una condición para recibir amor.
- El sexo es una obligación.
- El sexo no es amor.
- El sexo no tiene límites.
- El sexo promiscuo es una irresponsabilidad.
- El sexo siempre tiene que ser largo y entretenido.
- El sexo solo es bueno si los dos llegamos al orgasmo a la vez.
- El sexo tiene que ser espontáneo.
- Hay que encontrar el momento perfecto para los encuentros sexuales.
- La marcha atrás es un método anticonceptivo.
- La penetración duele.
- La relación sexual se acaba cuando el hombre tiene su orgasmo.

- Las mujeres tienen menos necesidades sexuales que los hombres.
- Las personas mayores no son atractivas sexualmente.
- Las personas mayores no tienen relaciones sexuales.
- Los hombres saben más de sexo que las mujeres.
- Los hombres siempre tienen ganas de mantener relaciones sexuales.
- Se mantienen relaciones sexuales por obligación.
- Se mantienen relaciones sexuales sin ganas.
- Mi deseo importa solamente cuando tengo pareja.
- No me excito lo suficiente.
- No siento mucho, tendría que sentir más.
- No tendría que durar tanto tiempo.
- No tendría que eyacular tan rápido.
- Para el buen sexo tiene que haber amor.
- Si le quiero, tengo que tener deseo.
- Si no controlo la eyaculación, hago el ridículo.
- Si no llego al orgasmo, es que no he disfrutado.
- Si no llego al orgasmo, mi pareja me dejará.
- Si no lubrico, es que no tengo deseo.
- Si no lubrico, no estoy excitada.
- Si no tengo erección, mi pareja me dejará.
- Si no tengo un orgasmo con penetración, soy rara.
- Si tengo pareja no necesito un vibrador.
- Sin pareja, la masturbación es muy triste.
- Solo los jóvenes tienen una vida sexual activa.
- Solo puedo dar placer con la penetración.
- Debería tener una erección siempre que quisiera.
- Tenemos que encontrar el momento perfecto. Astros alineados.
- Debo aguantar hasta que mi pareja llegue al orgasmo.
- He de tener todos los tipos de orgasmos.
- Todas las mujeres son multiorgásmicas.
- Una persona con pareja no se masturba.

- Una relación sin coito no es una relación sexual.
- ....
- ....
- ....

La lista todavía podría ser mucho más larga. Tenemos mitos y creencias comunes y particulares e íntimas. Cada mujer cuenta con un buen catálogo de mentiras paralizadoras del deseo. Espero que la lectura de este libro te ayude a deshacerte de unos cuantos conceptos erróneos sobre tu sexualidad.

Cuando alguna o varias de estas ideas erróneas sobre cómo debería ser la vida sexual se enredan con las exigencias de la pareja y una mala comunicación, adiós al deseo y bienvenida la culpa. Este sofisticado mecanismo de control, la culpa, está directamente relacionado con lo que pensamos que «deberíamos hacer», pero que no hacemos. Y con las consecuencias como fruto de la inacción.

El sentimiento de culpa de la persona que no tiene libido puede hacer que se sienta distante, resentida e incómoda con las demandas de la pareja. La pérdida de deseo o la falta de interés por el sexo no es lo mismo que la falta de interés por la pareja como persona. Por eso, hacer tangibles las causas del descenso de la libido junto con la buena comunicación es fundamental para la descarga de culpa en el entorno sexual.

¿Cómo sientes en ti el deseo sexual?

En el transcurso de la escritura de este libro, he realizado un sencillo cuestionario a las mujeres y hombres que se han prestado a contestar. El objetivo de estas preguntas era abrir el diccionario de emociones y sensaciones fisiológicas con las que se identifica el deseo sexual. Encontrar algunas diferencias entre personas de distintas edades y sexo, y según el tiempo que llevan (o no) en una relación.

Me gustaría que tú también contestases a estas preguntas antes de leer las respuestas.

Cuestionario sobre deseo sexual

☐ Mujer

☐ Hombre

Edad _____

☐ Con pareja. ¿Durante cuánto tiempo? _____

☐ Sin pareja. ¿Desde cuándo? _____

¿Describe cómo sientes en ti el DESEO SEXUAL?

Puntúa del 1 al 5 tu nivel de DESEO SEXUAL _____

¿Cómo describirías tu trayectoria vital sexual? _____

_____

¿Qué podrías hacer para mejorar tu deseo sexual? _____

_____

■ Las respuestas al cuestionario sobre deseo sexual

Mujer, 46 años. 23 años de relación.

Siente su deseo como «una sensación de humedad, sensación de calor, ganas de exhibirme, de sentirme deseada».

Puntúa su nivel de deseo sexual: 5.

Para mejorar: «Menos rutina, más improvisación y sentirse más deseada».

———

Mujer, 54 años. Sin pareja ni sexo desde hace 4 años.
Describe su deseo sexual como «muerto».
Puntúa su deseo sexual: 1 (¡¡¡no cero!!!).
Para mejorarlo dice que debería «despertarlo».

Mujer, 50 años. 20 años de relación.
Describe que siente deseo «con una presión en los bajos e imágenes sexuales, recuerdos de momento muy sexuales».
Puntúa su deseo sexual: 3.
Puede mejorar su deseo sexual «si me dejo llevar y soy más activa».

Mujer, 39 años. 8 años de relación.
Describe su deseo como «calor y latidos en el sexo».
Puntúa su deseo sexual: 2.
Para mejorar su deseo: «Necesito terapia, he perdido el deseo a causa de la medicación para la ansiedad».

Mujer, 38 años. Sin pareja desde hace 5 años.
Describe su deseo como «una fuerza que me mueve a buscar contacto». Puntúa su deseo: 4.
Para tener más deseo, tendría que «liberar la mente».

Mujer, 41 años. 10 años en pareja.
Describe su sensación de deseo como «calor, rubor facial y corporal, lubricación vaginal y nerviosismo».
Puntúa su deseo: 4.
Para mejorar, habría que «introducir juguetes sexuales».

Mujer, 60 años. Sin pareja estable desde 2009. Se relaciona con múltiples parejas.
Su deseo sexual: «El sexo es esencial para mi vida. Mojada».
Puntúa su deseo: 5.
Para mejorar su deseo sexual, debería «tener más sexo».

Hombre, 41 años. Con pareja desde hace 10 años.

Su deseo sexual, «lo siento cada día».

Puntúa su nivel de deseo: 5.

Para mejorar su deseo, necesitaría «más comunicación y más imaginación».

Mujer, 48 años. Con pareja desde hace 29 años.

«Cuando tengo deseo me siento como cuando tenía quince años. Cosquilleo en la barriga. Calor en los pezones. Sensación de humedad en los genitales. Eso no me pasaba mientras estaba trabajando, que iba cansada; ahora que por circunstancias de salud he dejado de trabajar, me noto que tengo más ganas. Soy yo la que toma la iniciativa la mayoría de las veces.»

Puntúa su deseo: 4.

«Para mejorar mi deseo, que mi marido trabaje menos y esté más tiempo en casa.»

Mujer, 43 años. 26 años con su pareja.

Su nivel de deseo: 4.

Siente deseo utilizando «pensamientos y fantasías».

Su deseo ha ido mejorando. «Los primeros años, mi vida sexual fue pésima. Ha ido mejorando con el paso de los años.»

Para mejorar, hay que «probar cosas nuevas».

Hombre, 48 años. 6 años con pareja.

Su deseo sexual: «En forma».

Puntúa su deseo: 5.

Para mejorar el deseo: «Más frecuencia, hacerlo más veces».

Mujer, 41 años. 8 años con su pareja.

Siente deseo con fantasías eróticas.

Su nivel de deseo: 5. «Va mejorando con la edad.»

Para mejorar: «Ser valiente para probar cosas nuevas y hacer realidad alguna fantasía».

Mujer, 41 años. 11 años de relación.

Siente el deseo como «una necesidad física, a veces, mental, te vas poniendo caliente».

Su nivel de deseo: 3. «Ha ido a mejor.»

Para mejorar, hay que «crear más espacios para la sexualidad y para alimentar el deseo».

———————

Mujer, 50 años. 25 años de relación.

Siente su deseo sexual: «Utilizo la imaginación, probar cosas nuevas, experimentar, sentir, compartir».

Su nivel de deseo: 5.

Para mejorar, es preciso «más comunicación».

———————

Mujer, 28 años. 11 años de relación.

Siente su deseo: «Cosquilleo, y empiezo a tener calor».

Su nivel de deseo: 2.

Para mejorar: «Buscar estar más tiempo en pareja».

———————

Hombre, 43 años. 5 años sin relación estable.

Describe su deseo: «Viviendo alguna situación que me dé pie a ello, miradas, gestos... Con alguna escena de serie o película».

Su nivel de deseo: 5.

Para mejorar: «Principalmente, necesito conocer a alguien con quien poder abrirme, sin tapujos».

———————

Mujer, 55 años. 35 años en pareja.

Describe su deseo como «sensación en mis partes íntimas».

Su nivel de deseo: 4.

Para mejorar: «Usar productos eróticos. Recomiendo la crema sensibilizadora de clítoris».

———————

Hombre, 28 años. 1 mes en pareja.

Su deseo sexual: «Lo siento muy vivo, con ganas de conocer y vivir nuevas experiencias sexuales con mi pareja. Aprender, conocer más y mayor confianza me permiten disfrutar del sexo más libremente y ha aumentado mi deseo».

Puntúa: 5.

Para mejorar: «Experimentar, conocer juguetes, cremas, juegos».

———

La muestra de la encuesta no fue muy grande, pero sí suficiente para confirmar que cuando se despierta el deseo sexual conectamos con las sensaciones —pulsión y cosquilleo— genitales. Se activa el imaginario erótico: la recreación de fantasías eróticas o de vivencias del pasado. Así, cuando la mujer se lamenta del bajo nivel de deseo sexual, ¿se refiere solamente a la ausencia de pensamientos sexuales o a no sentir cosquillas en los genitales? Parece fácil sentir deseo: con leer un libro erótico o mirar una película caliente sería suficiente.

Ninguna de las personas encuestadas ha mencionado su estado emocional cuando siente deseo sexual, si está enfadada o triste, estresada o cansada. Las mariposas en la barriga, la pulsión genital y la recreación de imágenes eróticas son señales inequívocas de deseo sexual. Pero, en la mayoría de los casos del deseo sexual hipoactivo, estos elementos no son suficientes para activar la acción.

———

«Me separé de mi pareja hace nueve años. Durante los cuatro primeros años no quise saber nada de hombres. Ni lo pensaba. Estaba saturada de masculinidad; cuando alguno se me acercaba o se me insinuaba me salía un sarpullido y me entraban cagarrinas. ¡¡Así te lo digo!! Ahora siento que empieza a ser el momento, me apetece. Quiero empezar por mí, saber lo que me gusta y cómo darme placer yo sola antes de tener una relación con alguien.»

Silvia, 53 años

———

La ausencia de deseo sexual es un síntoma de que algo no marcha bien, algo que no estás viendo. El cuerpo habla y hablan las emociones. Son lenguajes inseparables. Existe una conexión entre las reacciones físicas y las emociones no expresadas.

El cuerpo habla

Los efectos secundarios de algunos fármacos comportan la inhibición del deseo sexual, afectan a la lubricación genital y retardan o dificultan el orgasmo. Cuando tienes ganas de mantener relaciones sexuales y tomas un medicamento que te inhibe el deseo, se produce una sensación de contradicción contigo misma. Tienes la voluntad de revivir las ganas que recuerdas en ti, de tomar la iniciativa, de vivir orgasmos y de disfrutar eróticamente. A priori todo el entorno está a favor, no ha cambiado nada. Solo que se ha modificado la química que hay en ti. Saber que lo que te pasa es fruto del efecto secundario de un tratamiento médico puede aliviar el malestar y reducir tu culpa. Esa «culpa» tiene un nombre químico.

Me entristece mucho cuando me encuentro con pacientes y clientes que se lamentan del descenso de su deseo sexual y, cuando empiezo a indagar, el detonante del cambio es la ingesta de un medicamento, y no lo saben. No tenían la información. El mismo medicamento que cura un problema crea otro. Sin duda, sanar la enfermedad está por encima de todo, pero sería muy tranquilizador para el paciente saber cómo va a afectar la medicación en su vida sexual. Es una responsabilidad de los médicos, que, en muchos casos, ningunean la vida sexual del paciente.

Mira la tabla de medicamentos asociados al deseo sexual hipoactivo (DSH). Por desgracia, verás que la lista es bastante generosa. Si estás tomando algún fármaco de forma continuada, comprueba en el prospecto su composición.

También te digo que, si te han recetado alguno de estos remedios, no tires la toalla. Resultan poco favorecedores del deseo, pero no determinantes ni exclusivamente condicionantes. En el jardín del deseo sexual crecen muchas flores, y una «mala hierba» no hace jardín. Pero depende de ti. Puedes adoptar dos actitudes:

- Una actitud negativa: refugiarte en los efectos de la medicación para no mover un solo dedo por ti, tu deseo sexual, tus genitales o tu pareja. Es una alternativa respetable, pero pregúntate por qué renuncias o bien si ya habías renunciado antes de tomar la medicación, y las pastillitas te van de fábula como excusa.
- O una actitud positiva: asume los efectos, pero tratando de aliviarlos porque tienes una bonita vida sexual y no quieres renunciar por un tratamiento médico.

Sin duda, voto por la segunda opción.

AYUDAS PARA SENTIRTE MEJOR

- Hidratación diaria de los genitales externos con aceite de Pompeya.*
- Hidratación interna con óvulos (pídeselos a tu ginecólogo/a).
- Maca andina. Es un producto natural, pero antes de tomarlo pregunta a tu especialista si es compatible con la medicación.
- Lubricante con base oleosa para los juegos sexuales. Dispones de lubricantes superdeslizantes naturales, con vi-

---

* Elaborado con productos totalmente naturales como hamamelis, damasco, manzanilla, caléndula y árbol de té. Gran aliado de la zona genital femenina con propiedades hidratantes, fungicidas y antisépticas. Evita la sequedad externa e interna fruto de la medicación, la menopausia o cualquier otra causa. Previene la irritación, el escozor y la quemazón genital fruto de la fricción sexual. Previene las rozaduras. Utilizarlo antes y después de las relaciones sexuales favorece el coito.

tamina E y aloe vera, que proporcionan un gran confort genital. Los lubricantes con bases acuosas no son adecuados cuando el problema de deshidratación vaginal es muy acusado, pues se secan rápidamente, lo que acentúa el malestar genital.

- Uso diario de bolas chinas —con el peso adecuado— para activar la sensibilidad genital y favorecer la lubricación.
- Crema sensibilizadora de clítoris para la activación puntual.
- Vibración potente para avivar la irrigación genital (tipo micrófono).
- Succionador de clítoris.
- Incrementar los juegos sensoriales, caricias, besos, masajes.
- Si tienes pareja, activar la creatividad, la novedad y la sorpresa en los juegos eróticos.

En relaciones de pareja, cuando uno de los dos miembros pasa por una enfermedad, ambos están implicados en el proceso de recuperación. El contacto con amor y estima, el acompañamiento del proceso y la vinculación con la pareja contribuirán favorablemente en la recuperación. Ya ves que no hablo de la exigencia del coito, pero sí de conexión y empatía.

En cualquier caso, la prioridad es gestionar la causa, o causas, que te han llevado hasta la enfermedad y para eso te recomiendo que combines la ayuda química con la terapéutica.

MEDICAMENTOS ASOCIADOS CON LA DISMINUCIÓN DEL PLACER SEXUAL *

Agentes cardiovasculares y antihipertensivos	• Agentes hipolipemiantes (simvastatina, atorvastatina, etc.) • Amiodarona • Beta bloqueadores (atenolol, metoprolol, propranolol) • Bloqueadores de los canales de calcio • Clonidina • Digoxina • Diuréticos (hidroclorotiazida) • Inhibidores de la enzima convertidora de angiotensina
Analgésicos	• Fármacos antiinflamatorios no esteroideos (paracetamol, ibuprofeno) • Opiáceos
Anticonvulsivantes	• Carbamazepina • Fenitoína • Primidona
Drogas de abuso	• Alcohol • Anfetaminas • Cocaína • Heroína • Marihuana

* No a todos los pacientes les afecta en igual medida. Depende de la dosificación, normalmente en dosis altas o durante un largo tratamiento.

Medicamentos hormonales	• Agonistas de la hormona liberadora de la gonadotropina • Antiandrógenos (flutamida, espironolactona) • Anticonceptivos orales
Medicamentos psicotrópicos	• Antipsicóticos • Ansiolíticos (alprazolam, diazepam) • Inhibidores de la recaptación de serotonina y norepinefrina • Inhibidores de los receptores selectivos de serotonina
Otros	• Bloqueadores de los receptores de histamina • Antidepresivos

El dolor privado

El dolor también es un enemigo del deseo sexual. Si resulta que un acto que debe ser placentero y de disfrute produce dolor, por mucho que se quiera, difícilmente vas a tener ganas de llevarlo a cabo. El dolor nos desconecta del deseo sexual y del placer. A no ser que seas *algolagníaca* —parafilia variedad del sadismo consistente en obtener placer del dolor físico en una zona erógena—, el dolor no gusta.

La dispareunia y el vaginismo son las disfunciones más comunes que provocan dolor en la mujer.

■ El sexo doloroso: la dispareunia

La mujer que sufre dispareunia padece dolor en los genitales cuando trata de realizar el coito u cualquier otra actividad sexual que incluya la penetración vaginal. Y después del coito, también. Este dolor puede ser superficial y afectar solo a la vulva o a la entrada de la vagina, o bien ser mucho más profundo y sentirse cuando se lleva a cabo la penetración, ya sea de un pene o de un juguete erótico. Asimismo, puede producirse durante la penetración inicial, durante el empuje o después del coito.

Lo más triste es que son muchas las mujeres que viven relaciones sexuales dolorosas que les impiden disfrutar de una intimidad saludable y placentera. Les cuesta hablar de este dolor y se resignan a convivir con él, convirtiéndolo en un padecimiento crónico. Ya sea por considerarlo una parte inevitable del coito —falsa creencia—, porque temen ser tachadas de raras o por no sentirse cómodas hablando de su intimidad, el dolor es un invitado perpetuo en sus relaciones sexuales.

La dispareunia constituye una fuente de gran conflicto y ansiedad para la mujer que la sufre, causa evidente de padecimiento y de dificultades en las relaciones. Pese a que el coito puede ser posible, el dolor vinculado conduce a una actitud negativa hacia la sexualidad.

A continuación, esbozo algunas causas del sexo doloroso:

- **Causas médicas**
  Infecciones vaginales, enfermedades de transmisión sexual, afecciones de la piel, problemas hormonales, afecciones de los intestinos, afecciones de los genitales o del sistema urinario.
- **Causas funcionales**
  Irritación de los genitales por higiene excesiva, sensibilidad al jabón o a los productos de higiene, falta de higiene, irritación por fricción por deportes como montar a caballo o ir en bicicleta, lubricación vaginal insuficiente.
- **Causas físicas**
  Abrasiones genitales, cicatrices, daño nervioso, partos complicados, incompatibilidad vagina/pene por el tamaño de uno de ellos.
- **Causas psicofísicas**
  Vaginismo, crisis por parto, dificultades interpersonales, sexo forzado.

Una de las razones más comunes de la dispareunia es la falta de lubricación.

La lubricación es fundamental para el confort de las relaciones sexuales, se sufra o no dispareunia. Para mí, resulta imprescindible. La fricción indeseada provoca dolor, y el dolor conecta automáticamente con «si me duele, no quiero». Así, poco a poco, se va alejando el deseo sexual, sin una razón consciente.

El desconocimiento sobre el cuidado que necesitan nuestros genitales junto con la creencia de que son una parte ajena al cuerpo nos conduce a descuidar la puesta en forma de nuestra vulva y vagina. Somos capaces de escoger la crema facial más cara del mercado mientras que para el *chichi* nos conformamos con el primer lubricante que encontramos en el supermercado. Te pido, por favor, que seas tan exquisita con lo que aplicas en tus genitales como con lo que te pones en la cara.

Con respecto a la lubricación, dentro de las falsas creencias sobre sexualidad, destaca la de que para estar excitada hay que estar lubricada. Nada más lejos de la realidad: puede haber mucha lubricación sin excitación, y lo contrario, mucha excitación y no lubricación. Incluso, puedes estar muy excitada, cambiar de posición y perder totalmente la lubricación.

La carencia de lubricación puede estar provocada por múltiples razones:

- Es tu lubricación natural, nunca has lubricado mucho
- La medicación
- El momento del ciclo en el que te encuentras
- Hipertonía en la musculatura de suelo pélvico
- El descenso hormonal como consecuencia de la menopausia
- El uso de preservativos
- Utilizar un lubricante malo que todavía reseca más
- Consumir drogas o alcohol
- No llegar a excitarte
- Tomar anticonceptivos
- Estrés

- Mala alimentación
- Herpes genital, inflamación o infección en el tracto urinario o del cuello uterino, por intervenciones o tratamientos quirúrgicos (radioterapia)
- Alergia al látex u otro producto
- Endometriosis

Si sientes un nuevo dolor en tus genitales, por favor, visita urgentemente a tu ginecólog@. ¡¡No lo dejes pasar ni un día!! Evita que la dispareunia se haga crónica y apague tu deseo sexual. Las soluciones para el dolor que provoca la dispareunia acostumbran a ser bastante eficaces.

«Siento como si hubiese una pared en mi vagina, mi novio la golpea y golpea con su pene, no puede entrar.»

Eva, 23 años

■ **Pánico en la vagina: el vaginismo**

El «vaginismo» se define como una tensión y contracción involuntaria de la musculatura genital, exactamente del esfínter vaginal, el músculo bulbocavernoso. Esta tensión y el dolor que provoca impiden la penetración del pene, un juguete erótico o un tampón, así como cualquier reconocimiento ginecológico. Cuando se mantienen relaciones sexuales, duele mucho. La penetración es dificultosa o imposible. Así, ante la anticipación del dolor, se activa la tensión genital. Aunque muchas mujeres que padecen vaginismo pueden mantener relaciones sexuales placenteras sin penetración vaginal, constituye una disfunción sexual que puede acabar distanciando el deseo sexual, evitando el contacto genital.

Posibles causas del vaginismo:

- Miedo a la penetración
- Experiencias sexuales traumáticas

- Autoconcepto corporal negativo
- Educación restrictiva
- Temor al embarazo
- Partos traumáticos
- Pospartos dolorosos
- Reivindicación de poder: una forma de negar la feminidad a través de la sexualidad en mujeres que desarrollan su actividad profesional en entornos masculinos muy competitivos.
- Barrera emocional
- Negación de la masculinidad o cuestionamiento de los preceptos heteronormativos del sexo centrado en la penetración vaginal; exceso de tono en la musculatura del suelo pélvico

En la mayoría de los casos, existe un motivador psicológico, aunque el vaginismo se puede tratar como un factor biológico. El vaginismo es una disfunción bastante habitual. Con la terapia adecuada, se suelen resolver casi el ciento por ciento de los casos.

Sea como sea, quiero hacer hincapié en destacar que la mujer que sufre dispareunia, vaginismo o cualquier otra patología que produce dolor no tiene la culpa de ello. Sí es su responsabilidad solucionarlo, tanto si va a mantener relaciones sexuales con penetración como si no. Todos los órganos del cuerpo deben funcionar.

«No puedo con mi alma»

■ El cansancio

Otro factor que afecta al deseo sexual y que a menudo pasamos de largo es el cansancio. El agotamiento causa inapetencia sexual, y puede producirse después de realizar una actividad física o intelectual continuada, por no descansar las horas suficientes o por no alimentarte adecuadamente.

Llegar a casa agotada de la jornada laboral y empezar con una nueva jornada, la doméstica, acaba con las pilas más potentes. Así, cuando paras, lo que te pide el cuerpo es dormir. Te quedas dormida en el sofá en el segundo intento por mirar un capítulo de tu serie favorita. Cuando llegas a la cama lo único que quieres es dormir más. El cuerpo es inteligente, necesita descansar. La caída del deseo sexual por cansancio se repara con descanso. De hecho, en un periodo de descanso como las vacaciones, se incrementan los pensamientos y deseos sexuales. Saber que la apetencia sexual tiene que ver con el tiempo de descanso ayuda a organizar el día de una forma más eficaz, incluso reservando un espacio para el placer.

Vuelta a empezar

■ El ciclo menstrual

Durante el ciclo menstrual, las hormonas son las responsables de que se experimenten cambios en la percepción del deseo sexual. Algunas mujeres lo notan con más intensidad que otras.

El ciclo menstrual con una media de veintiocho días de duración lo podemos dividir en tres fases:

- Fase folicular. Empieza el primer día de sangrado y dura entre 5 y 12 días. Los estrógenos tienen un papel protagonista hasta el momento de la ovulación.
- Fase de ovulación. Suele ser sobre el día 14 en un ciclo regular.
- Fase lútea. Va de los días 15 al 28. Se produce testosterona, estrógenos y grandes cantidades de progesterona. Esta fase llega hasta el nuevo inicio de la fase menstrual.

Según el recorrido hormonal de cada fase, la fase de ovulación sería el momento álgido del deseo sexual en el ciclo de la mujer. Pero si para ti no lo es, eres normal. Lo importante es escuchar al cuerpo para entender los ciclos y las llamadas o silencios de ese deseo sexual hormonal.

Para aquellas mujeres que mantener relaciones sexuales con la menstruación todavía es un tabú o las que tienen prejuicios con respecto a sus propios fluidos vaginales, las esponjas vaginales son un gran invento para poder mantener relaciones sexuales con la menstruación.

■ **Los cambios físicos**

Los cambios físicos influyen en el deseo sexual tanto por el auto-concepto que tenemos del cuerpo como por las transformaciones que pueden producirse en los genitales femeninos.

Una de las etapas vitales en la que más puede modificarse el cuerpo de una mujer es la menopausia. La disminución de estrógenos puede dar lugar a la dispareunia. La atrofia vaginal, el adelgazamiento, la sequedad e inflamación de las paredes vaginales son efectos secundarios. Toda la musculatura corporal se queda más laxa, y la incontinencia urinaria por debilidad y cansancio del suelo pélvico constituye otro factor que no favorece el deseo sexual. Más adelante te contaré lo importante que es el músculo pubocoxígeo para la función sexual y el deseo. Solo un dato, el 66 por ciento de las mujeres que padecen incontinencia urinaria manifiestan que este problema afecta a su vida sexual. Por mi experiencia te puedo asegurar que la edad no es un condicionante para la reducción del deseo sexual en la mujer, pero sí que lo son los efectos colaterales que provoca en el cuerpo.

Así como la primera menstruación es un acontecimiento previsible durante la adolescencia y al que nos enfrentamos sin preparación, también la menopausia es inevitable. Te invito a que te prepares para atravesarla de la mejor forma posible. Si ya la estás viviendo, pon solución a las incomodidades. Es una etapa preciosa para disfrutar de la madurez en todos los sentidos.

Otro factor que afecta al deseo sexual es el excesivo consumo de alcohol y drogas. En la cultura mediterránea tenemos muy asumidos los beneficios de la bebida del dios Baco. De hecho, tanto el vino —del que soy una gran amante— como otros alcoholes se podrían considerar afrodisíacos. Dan la chispita que enciende la mecha del deseo sexual. Aunque más que afrodisíacos, son desinhibidores: restan vergüenza y añaden soltura. Pero cuando se consumen en grandes cantidades y muy a menudo, afectan a nuestro deseo sexual. Lo mismo sucede con el tabaco, el hachís, la marihuana, la cocaína u otras drogas más duras. No me voy a poner moralista y menos mojigata, solo quiero señalar los efectos que provoca su ingesta abusiva y durante un largo periodo de tiempo.

«Mi marido sufre pereza sexual. No tiene ganas de nada. Solo hace que fumar y fumar. Es un cigarrillo andante. Incluso ha instalado un extractor de humo en el salón de casa para poder fumar dentro. Fuma un cigarro detrás de otro. No podemos tomar ningún avión, ni hacer viajes largos. Soy de Perú, y en los últimos años he viajado yo sola a ver a la familia. Mi marido no quiere subir al avión, son demasiadas horas sin fumar. Nunca tiene ganas…, y, si nos ponemos, a mí me revienta el olor de su aliento. ¡¡¡Es asqueroso!!! No sé qué puedo hacer, cuando se lo digo se enfada y me dice que soy una maniática.»

Roxana, 43 años

El cuerpo responde

¿Sabes qué es el *multitasking*? Es una palabra que viene de la tecnología y significa hacer varias cosas simultáneamente: mirar Instagram mientras hablas y tomas un café con una amiga, a la vez que piensas en comprar algo de cenar antes de llegar a casa. Con ello, estamos enseñando a nuestro cerebro a desentrenar la capacidad de concentrarse en algo determinado. Perdemos la competencia de focalización, una habilidad muy importante para el cuidado del deseo sexual.

Hablando en plata, cuantas más cosas hay en la cabeza, menos concentrados estamos en las sensaciones de deseo y placer. Seguro que te ha pasado estar en la cama durante un encuentro sexual y, de repente, aparecer un pensamiento innecesario como «Tengo que llamar a mi prima para que me envíe la receta de *cupcake*». Tienes dos opciones: o bien tratas de evitar el pensamiento diciéndote «dejo de pensar», algo bastante complicado, o bien a partir de este pensamiento te enredas en otro hasta que acabas desconectando de lo que estás haciendo, y, aunque sientes, sigues el juego automáticamente. De entre los pensamientos que pueden llegar a irrumpir durante el *multitasking* sexual, los más habituales son los relacionados con los «tengo que», con las cuestiones pendientes por resolver, con los «me gusta o no me gusta» lo que me está haciendo, con las propias habilidades sexuales («se lo hago bien, le está gustando») y con la percepción de nuestro propio cuerpo («se me ve bien, en esta posición se me mueve toda la celulitis»). Ya sé, dejar de rumiar es muy difícil.

Cuentas con algunas ayudas para mejorar el nivel de concentración en el entorno sexual. El yoga y la meditación favorecen la capacidad para eliminar pensamientos distorsionantes. Otra práctica recomendable es el *mindfulness* o la atención plena. Son técnicas que contribuyen a alejar pensamientos que distraen.

AYUDAS PARA DEJAR DE PENSAR

- Cremas sensibilizadoras de clítoris. Activan y sensibilizan. La sensación puede al pensamiento.
- Mirar a los ojos de la pareja.
- Construir una fantasía erótica y compartirla con la pareja.
- Provocar el cambio de rutina en el juego sexual.
- Cambiar el espacio de juego, de la cama al sofá o a la ducha.

El concepto sobre el propio cuerpo también constituye un factor de desconexión del deseo sexual. El autoconcepto es la representación mental que has construido de ti, de tus capacidades y de tu aspecto físico. La autoestima es la valoración que haces de ese autoconcepto. Y, cuando lo distorsionamos, aparecen los angustiantes complejos. Estos últimos nacen de la comparación con la imagen que consideramos «ideal», fruto de las vivencias, la educación y los estereotipos sociales. En el terreno sexual, los complejos sexuales son los mayores asesinos de la pasión, enemigos que bloquean e inmovilizan. Representan los peores miedos, las obsesiones con el propio cuerpo y con las habilidades sexuales.

Según un estudio de la Universidad de Guelph, en Canadá, la evaluación negativa sobre el propio cuerpo anticipa el declive del deseo sexual y de la excitación de la mujer. Los complejos la distraen de percibir las señales necesarias para la excitación sexual y dificultan, así, que mantenga la excitación. La opinión de la pareja también afecta al deseo: si la mujer percibe el deseo de su pareja, aumenta su propio deseo. Los pensamientos de distracción relacionados con la apariencia física y el rendimiento sexual influyen en la resolución del orgasmo. Un 34 por ciento de las mujeres ven mermadas sus relaciones sexuales por la imagen que tienen de sí mismas.

....

«En la Edad Media, estaban las guillotinas, las ruedas de tortura, los látigos y las cadenas. Hoy en día disponemos de un instrumento de tortura mucho más eficaz, se llama balanza y está en el cuarto de baño.»
Stephen Phillips

....

Complejo con el pecho, la barriga, la cintura, peso por exceso o por defecto, la celulitis, las estrías, la flacidez, el exceso de lubricación, el olor genital, un sinfín de vello y pelo... Seguro que me dejo muchooosssss complejos. Si lo que no te gusta de tu cuerpo se puede cambiar, ¡cámbialo! Si no se puede, deja de quejarte y de castigarte. Empieza a aceptarte y a quererte. Eres un ser precioso con un cuerpo vital que necesita ser respetado por la persona que lo habita. Tú. Háblate a ti misma con aceptación y con amor. La confianza en las habilidades amatorias se aprende. Estas se adquieren con la práctica y las ganas. Como el carné de conducir: cuando empiezas a conducir vas muy insegura; cuando ya llevas años, dominas el manejo del auto. Igual ocurre con la sexualidad; lo primero es la seguridad en tu propio placer. Eso significa autoconocimiento de tu placer. Las ganas de leer sobre sexualidad, asistir a talleres, charlas. Formarte en la teoría para mejorar en la práctica.

Reconcíliate con tu cuerpo. Concédete el permiso para mostrarte, para sentir, para expresar y para pedir. ¡Te lo mereces!

El sentimiento de seguridad se traduce en sentir la confianza y la disponibilidad de la pareja, con el interés y la preocupación, con tener las mismas expectativas en la relación. Saber que la otra persona está ahí, incondicionalmente. Ambos formáis parte del mismo equipo, bailáis al mismo ritmo. Buscamos a la pareja para que esté presente. Incluso en un encuentro sexual rápido y casual, el apego está ahí, con el nivel de compromiso circunstancial que ambos hayáis adquirido. En las relaciones de pareja estables, este sentimiento constituye un cimiento decisivo para la salud sexual y emocional de la pareja.

El sentimiento de seguridad no tiene que ver con que alguien nos proteja del peligro por ser mujer, tiene que ver con el apego. El ser humano universalmente ha buscado sentirse seguro. Está asociado a sentir confianza, disponibilidad e interés. Ya al nacer, precisamos de ese apego seguro que proporciona el amor de las personas que intervienen en nuestra crianza para sobrevivir.

«Llevamos tres años encontrándonos una o dos veces a la semana solo para sexo. Es una relación no convencional, sin apego. No hablamos mucho, los dos somos tímidos. A mí me gustaría saber más cosas de él, pero no pregunto para que no piense que no entiendo la relación que tenemos. Él tampoco me pregunta. Me gustaría quedar con él en un sitio público, tomar café y hablar.»

Berta, 39 años

Esta vinculación interviene activamente en el funcionamiento de las relaciones sexuales y en el deseo de la pareja. La ansiedad y la evitación se traducen en una menor vinculación y en la ausencia de deseo de encuentros sexuales. Cuando se tiene la sensación de no sumar, se siente incertidumbre o inseguridad o se alberga la percepción de que la relación de pareja no es satisfactoria, el deseo sexual se desvanece. Si echas de menos el apoyo, la empatía y el compañerismo, es difícil conectar con un deseo emocional positivo. La insatisfacción de esas necesidades constituye uno de los principales motivos de la carencia de deseo sexual. Si no me siento cuidada, no me miran y no hay empatía, no hay intimidad. Para evitar el sufrimiento que provoca el reconocimiento honesto conmigo misma de esta situación, anulo el deseo sexual. Es una defensa inconsciente, una respuesta mediante la que se pide ser rescatada con una reacción de alerta de la pareja. Rescindo mi deseo como castigo a algo que no me gusta. Esa insatisfacción provoca constantes desencuentros y enfrentamientos: primero, con una misma («no me siento bien»); luego, con tu entorno. Este es uno de los principales motivos de la desidia sexual en la mujer, especialmente en parejas de largo recorrido. El deseo sexual inhibido es la punta del iceberg de muchos otros desajustes emocionales en la relación de pareja. Por desgracia, la lectura de esta señal de alerta se hace desde la responsabilidad y la culpa. Para reparar el deseo sexual necesito hacer cambios en mí para que dichos cambios repercutan en la relación con mi pareja y mi entorno.

«Eva, estoy curada. Unas sesiones de radio y habremos acabado con el tratamiento. Me han salvado el pecho. Es el mejor regalo de Navidad, me han devuelto la vida. He dejado a Pedro. Todo el mundo me dice que estoy loca, que cómo se me ocurre acabar con la relación en este momento. No ha estado conmigo, no me ha acompañado. Venía al hospital y se iba a los diez minutos. No me ha cuidado nada. Ha tardado tres semanas en preguntarme cómo estaba después de la operación. Seguramente, él también tenía miedo. Pero ha sido la gota que ha colmado el vaso. Ni un abrazo, ni un beso, ni un gesto de cariño. Me siento aliviada. Vuelvo a estar contenta. Sé que voy a salir adelante.»

Priscila, 46 años

El entorno juega a favor del encuentro sexual en beneficio de la excitación. Cuanto más cuidado sea, mejor será la respuesta sexual. Rechaza todo lo que pueda llevar a la desconcentración; necesitas privacidad. En el imaginario, diseñamos un espacio con una temperatura adecuada, una iluminación tenue, un buen aroma, música de fondo. Tranquilidad y tiempo. ¡Qué bonito! ¿Verdad? Ya sé que me vas a decir que la realidad es otra. Llegas cansada a casa, los niños corretean por el pasillo o los adolescentes están enganchados a la Play, y tú no tienes tu espacio íntimo. De acuerdo, pero crear lugares tranquilos y cómodos forma parte de tu responsabilidad para cuidar tu deseo sexual. Buscar momentos plácidos y escogidos para tu autoplacer. En pareja, agendar encuentros según la disponibilidad de ambos garantiza la intimidad. Por «agendar» quiero decir poner día, hora y lugar para mantener relaciones sexuales con la pareja. Es una técnica que, previamente consensuada, funciona. No esperas a que aparezca la oportunidad y el deseo. Buscas el momento y te activas mentalmente. Estos encuentros dan resultado, sobre todo, con parejas bien acopladas, que tienen muy claras sus necesidades.

La libido está influenciada por multitud de factores. Los niveles hormonales, la salud genital y los tratamientos médicos intervienen en la percepción del deseo. Las circunstancias emocionales tienen tanto o más peso. Asimismo, hay muchos otros aspectos que influyen en el interés de la mujer por la intimidad sexual: el sueño, la dinámica de la relación, las creencias sexuales, la salud física y mental, las medicaciones. En pareja, además, es importante que ambos coincidan en su interés por el sexo.

Durante mucho tiempo se ha considerado que el deseo sexual espontáneo es el deseo sexual saludable. Cuando este no surge, pensamos que algo no funciona. Gracias a Basson, hoy sabemos que el deseo sexual espontáneo es otra forma de expresar el deseo sexual saludable, pero no la única.

Por eso, tu deseo es diferente al deseo de todas las demás mujeres del mundo.

EN POCAS PALABRAS

El conflicto con el deseo sexual aparece cuando se produce una descompensación entre el deseo sexual que sientes y el que deseas o te exiges sentir, comparándolo con las vivencias del pasado o de otras mujeres. El dolor, el cansancio o rechazar tu propio cuerpo constituyen señales de alerta, mensajes de socorro que tus emociones y pensamientos posicionan en el lado negativo del deseo, que al mismo tiempo es alimentado por las ideas erróneas sobre la sexualidad y la falta de autoestima. Recobrar el deseo sexual depende de ti y de lo que hagas con las razones que te lo hacen perder.

MIS FRASES PARA TI

- La creencia de que todas las mujeres respondemos de igual forma a los mismos estímulos ha hecho mucho daño a la vivencia sexual femenina.
- Recrearte en el deseo que tuviste en el pasado y pensar que este se activará mágicamente te hace esclava de ti misma y del deseo mal entendido.

- La pérdida de deseo o la falta de interés por el sexo no es lo mismo que la falta de interés por la pareja como persona.
- La ausencia de deseo sexual es un síntoma de que algo no marcha bien, algo que no estás viendo. El cuerpo habla y hablan las emociones. Son lenguajes inseparables. Existe una conexión entre las reacciones físicas y las emociones no expresadas.
- El deseo sexual inhibido es la punta del iceberg de muchos otros desajustes emocionales en la relación de pareja.

Tengo ganas
de tener ganas

Un inmejorable comienzo son las ganas de tener ganas, pues gran parte del deseo reside en desearlo activamente. Al mismo tiempo, el deseo sexual es muy sensible al estado emocional y a las circunstancias del entorno. Trabajo, familia, responsabilidades, economía y tiempo son factores que, casi siempre, interfieren en el deseo sexual. Afrontarlo es un síntoma de madurez; evitarlo es como amputar una parte de ti. Lo inteligente es adaptar tu vida a esos cambios sin dejar de lado el aspecto sexual, preservando el espacio que tu «yo erótico y sexual» necesita.

Si te abres al sexo, habrá más sexo en tu vida. Cuanto más tiempo pensamos en la actividad sexual, menos cuesta arrancar el motor del deseo. Asimismo, ya sabes que el «jardín del deseo» se conforma de muchas flores que necesitan mimo y cuidado para vivir. Igual que cada mujer es diferente, cada jardín también lo es. Incluso ese mismo jardín puede tener distintas necesidades según el momento. Las flores del jardín del deseo son todas esas emociones, sentimientos, situaciones, vivencias, experiencias o cosas que te hacen sentir bien y que te conectan con la parte positiva del deseo sexual y emocional. En todo jardín hay malas hierbas; identificarlas te ayudará a prevenir, detener, evitar o salir de situaciones, comportamientos o gestos que te desconectan del deseo.

Jardín del deseo

Te invito a que eches un vistazo a este listado. Es un jardín del deseo y está compuesto por las flores y las malas hierbas aportadas por mis pacientes durante las sesiones de terapia. Piensa en un momento vital en el que te sintieses bien conectada con tu deseo sexual e identifica cuáles de estas flores estaban presentes. Haz una lista y escríbelas en un papel. Piensa, también, en un momento vital en el que tu deseo sexual estuviese por los suelos e identifica las malas hierbas en el listado; anótalas en una columna, al lado de las flores.

Aburrimiento	Comunicación	Empatía
Aceptación	Concentración	Enfados
Adaptación	Confianza	Enfermedad
Afecto	Constancia	Entrega
Anal	Costumbres	Entusiasmo
Andropausia	Debilidades	Erección
Anorgasmia	Decisión	Espacio
Ansiedad	Demandas	Exigencias
Asertividad	constantes	Expresiv@
Atención	Deportista	Eyaculación
Autoexigencia	Depresión	Fantasías
Aventura	Descuido	sexuales
Bailar juntos	Disfunción eréctil	Flexibilidad
Belleza	Distancia	Formalidad
Besos intensos	Dolor	Fortalezas
Calidez	Dormir en el sofá	Fuerza
Cariño	Dormir poco	Futuro
Celos	Drogas	Gemidos
Complejos	Dudas	Generosidad
Complicidad	Economía	Gracios@
Comprensión	Elegancia	Gritos
Compromiso	Embarazo	Hablar mucho

Hablar poco	Mi / Su cuerpo	Responsabilidad
Hij@s	Mimos	Risas
Hipersexualidad	Mirar fútbol	Ronquidos
Holgazanear	Mirar porno	Rutina
Honestidad	Monotonía	Salud
Imaginación	Moral	Sensibilidad
Implicación	Negatividad	Sensualidad
Impotencia	No me mira	Sentido del humor
Improvisación	No me ve	Sequedad
Indecisión	Nunca está	Serenidad
Independencia	Olor corporal	Sexo diario
Indiferencia	Optimismo	Sexi
Infidelidad	Orgasmos	Simpatía
Ingenio	Orgullo	Situación tensión
Iniciativa	Pareja	Soledad
Innovar cama	Pasión	Sorpresa
Inseguridad	Pensamientos	Su / Mi familia
Inteligencia	hacia mí	Sus manos
Interesante	Perfección	Teléfono móvil
Intimidad	Piquitos suaves	Ternura
Ira	Poder	Tiempo para
Juego	Positividad	nosotros
Jugar a la Play	Práctic@	Tiempo de ocio
Juguetes eróticos	Promesas	en pareja
Lealtad	cumplidas	Tiempo para mí
Limpieza	Promesas	Tiempo para
Locura	incumplidas	la relación
Lubricación	Protección	Tranquilidad
Masaje erótico	Rencor	Trio
Masturbación	Renuncias	Vacaciones
Medicación	Reproches	Viajar
Menopausia	Reserva	Virilidad
Mentiras	Resolutiv@	Voz

Mira las dos columnas. Suman un primer esbozo de tu deseo sexual, una brújula tangible que indica la dirección de tu deseo, lo que quieres descartar y lo que tienes que ir a buscar. Es necesario saber qué te ayuda a conectar con sensaciones agradables y liberadoras, así como qué te repele y aísla. Es una información muy valiosa para ti, forma parte del autoconocimiento de tu deseo. Ya hemos visto que no hay una fórmula matemática y que el deseo de cada mujer se activa de una manera diferente, e incluso el de una misma mujer varía dependiendo de las circunstancias.

En pareja, que cada persona haga su lista. Contrastad y comentad los resultados. El jardín del deseo es un ejercicio muy enriquecedor para los dos, ya que permite identificar emociones y sensaciones inesperadas. A menudo, damos por sentado que la pareja conoce todos nuestros gustos y viceversa. Descubrirás que no es así. Ambos os sorprenderéis.

Autorretrato de mi deseo

El deseo en positivo	El deseo en negativo
Para que te inspires, cosas que sientan bien a otras mujeres:	Para que te inspires, cosas que sientan fatal a otras mujeres:
• Meterme en la cama recién duchada y con las sabanas limpias	• Sus pedos sin excusa
• El olor de los limones recién cortados	• Cuando me habla gritando
• Cantar en el coche	• Cuando se engancha al teléfono
• Dormir abrazada a su lado	• La mala educación
• Los besos entretenidos antes del sexo	• Cuando no contesta a mis preguntas
• Las duchas compartidas	• Cuando tiene un mal día y lo pagamos todos
	• Cuando queda con los amigos y me avisa el mismo día

- Cuando me abraza en la cocina
- Ir a cenar, a bailar y a la cama
- Reírme con mi pareja
- El verano
- Él acabado de afeitar
- El sexo oral jugoso y suave
- Pasar un fin de semana juntos fuera de casa
- Cuando me dice que me quiere
- Engancharme a la lectura de un libro
- Tardes de manta, películas y palomitas
- El bienestar después de hacer deporte
- Tomar el sol
- Cuando hablamos de cualquier tema
- Irnos juntos a la cama
- Cuando llega a casa con helado
- .../...

- Cuando salgo y no me deja disfrutar, me llama para todo
- Cuando critica a sus amig@s
- Cuando me reprocha cosas del pasado
- Los insultos o desprecios
- Cuando va directo al grano en la cama
- Cuando es muy simpático con otras mujeres
- Cuando valora en otras personas virtudes que no ve en mí
- El aliento a tabaco y su vicio de fumar
- Nunca se acuerda de nuestro aniversario
- No me apoya delante de su madre
- Cuando no me escucha
- Cuando ignora a los niños
- .... /...

Tener ganas significa estar motivada, que tienes buenas razones para movilizarte, para salir de donde estás. Sabes que el esfuerzo va a merecer la pena, los beneficios te van a compensar. Sí, estoy hablando de esfuerzo. Vas a tener que ponerte en acción, dedicar tiempo y pensamiento positivo a tu deseo, priorizando el autocuidado y dando espacio real a tu esfera del placer. Dejar aparcadas las tácticas de evitación y abandonar la pereza. Adiós a los lamentos y a la tristeza; bienvenida una nueva actitud proactiva.

Pregunta a tu voz interior qué quiere y escúchala. Escríbelo. Es el momento de explorar nuevos caminos. Que te empieces a activar sexualmente no quiere decir que te lo comas todo de un tirón;

bueno, si pasa, a nadie le amarga un dulce. Dar pequeños pasos te permitirá recuperar la seguridad en tu deseo y en tu funcionalidad sexual.

Si te apetece, puedes ir siguiendo las pautas que te voy indicando en el libro. Solo te pido que evites repetir lo que hasta ahora no ha funcionado; vamos a probar cosas nuevas.

«Solo existen dos días en el año en que no se puede hacer nada: uno se llama "ayer" y el otro "mañana". Por lo tanto, hoy es el día ideal para amar, creer, desarrollarte y, principalmente, vivir.»
DALÁI LAMA

EN POCAS PALABRAS

Distinguir entre las sensaciones, situaciones, acciones, momentos y emociones que te hacen sentir bien discriminándolos de los que te hacen sentir mal te ayudará a conectar con el bienestar del deseo sexual. Se trata de convertir el deseo intangible en tangible para empezar a resolverlo.

MIS FRASES PARA TI

- Gran parte del deseo radica en desearlo activamente.
- Si te abres al sexo, habrá más sexo en tu vida.

Decido pasar del sexo. La renuncia escogida

La sexualidad no es imprescindible para la función vital. ¡No sabes lo que me cuesta decirlo! Pero es la verdad. Si no mantienes relaciones sexuales o descuidas tu deseo, no te vas a morir. Te mueres cuando dejas de comer o de respirar. Tiene otros efectos, pero morir, no te mueres. Resolver qué haces con el deseo sexual es tu elección. Tenemos sexo porque nos apetece, porque queremos, porque deseamos, porque forma parte de nuestro acuerdo de relación en pareja, porque te quieres a ti misma o porque te pica el chichi. Las razones para vivir sexualmente activa son tan válidas como las que te pueden llevar a decidir retirarte del sexo.

No obstante, en pocos años, hemos pasado de la represión sexual a una gran liberación y a la hipersexualización integral. Recibimos *inputs* eróticos y sexuales con cualquier excusa. Se mercadea banalmente con la sensualidad femenina y la virilidad masculina. La mujer tiene que ser sexi y deseable. El hombre, viril y «empotrador». En apariencia nos hemos liberado, pero en verdad nos hemos esclavizado. Vivimos bajo el yugo de una presión invisible. Nos encontramos sometidas a la autoexigencia de estar a la altura de las expectativas sexuales creadas por la necesidad de vender. Bajo la presión de tener que mostrar un grado de deseo y una frecuencia sexual que es discordante con la realidad diaria. Hay que estar a la altura, a la altura ¿de qué? Mucho sexo y poca emoción. Hasta en las relaciones largas, muchas veces, el sexo es de usar y tirar. Ni mucho menos digo que se tengan que volver a poner límites, ¡para nada! Ni se me pasa por la cabeza. Pero cuando sentimos presión, el instinto que se despierta es el de la huida. Escapar. Si la presión es por la cuestión sexual, como no te vas a morir, te desconectas. Huyes. Un problema menos.

Te has preguntado por qué te preocupa tu deseo sexual. Trata de responderte. Sinceramente. Tanto si cuidas tu vida sexual como si la descuidas, la respuesta correcta siempre eres tú. Por ti.

Si por casualidad pasa por tu cabeza la idea de renunciar a la vida sexual activa, voy a tratar de disuadirte. Estas son algunas de las maravillosas propiedades de cuidar y disfrutar de la sexualidad.

LOS BENEFICIOS DE UNA VIDA SEXUAL ACTIVA

El sexo es sano. La masturbación o un coito apasionado activa el riego sanguíneo, con un efecto reparador. Aleja los miedos, y la inundación hormonal actúa como relajante corporal.

Entre las muchas razones que justifican el beneficio para la salud, están las reacciones químicas que se producen y que afectan directamente a nuestro bienestar físico y mental. El buen apetito sexual provoca una superproducción de hormonas sexuales (estrógenos en la mujer y testosterona en el hombre) y de adrenalina (hormona que prepara al individuo para el acto sexual). Al tiempo, se multiplica el índice de oxitocina, hormona que estimula la contracción de las fibras musculares del útero y produce un sentimiento de seguridad y unión en la pareja. Y también de las endorfinas, sustancias responsables de la sensación de placer y satisfacción.

Estos componentes, además de ser necesarios para provocar una reacción positiva en la sexualidad del individuo, también afectan a su estado de ánimo. El nivel máximo de liberación de endorfinas corresponde al orgasmo, que es cuando todas las células nerviosas del cerebro descargan su contenido eléctrico y provocan tal relajamiento físico del cuerpo que el organismo aprovecha el momento para hacer desaparecer las tensiones acumuladas a lo largo del día.

Sin embargo, la sexualidad no solo mejora la calidad de vida gracias a la química liberada durante el coito, sino que además mantiene activos los órganos sexuales.

BENEFICIOS PARA EL CUERPO

Previene el infarto

El sexo es bueno para el corazón. El orgasmo va acompañado de una disminución de las plaquetas (células responsables de la coagulación sanguínea). Tras el coito se reduce la densidad de la sangre, que fluye mejor por venas, arterias y corazón. Las endorfinas relajan las paredes de las venas, facilitando el paso de la sangre y evitando el desgaste del corazón.

Adelgaza

Aun con poco movimiento, se queman de 100 a 150 calorías, como caminar 20 minutos. Si se trata de una relación más apasionada, se pueden llegar a quemar hasta 560 calorías, como una hora y media de bicicleta. Para las mujeres, además de adelgazar, la activación de la circulación sanguínea actúa contra la celulitis.

Aumenta la musculatura

La testosterona es un esteroide anabólico, es decir, acelera la síntesis de proteínas y frena su descomposición. Por eso, la generación de esta hormona durante el acto sexual ayuda a aumentar la musculatura.

Mejora la piel
Es antiarrugas. Tersa la piel como la mejor crema. Hacer el amor elimina las probabilidades de sufrir dermatitis, erupciones y manchas cutáneas, pues la transpiración limpia los poros y sanea la piel.

Rejuvenece
Cuando las hormonas sexuales se activan, las glándulas sudoríparas segregan agua y aceite, que ayudan a mantener la piel hidratada y protegida. Además, la mujer, al liberar estrógenos, consigue que su piel esté más suave y su pelo más brillante.

Boca bonita
Por otra parte, el contacto sexual frecuente hace que los labios mejoren su color, su forma y su apariencia. Besos, besos y más besos.

Combate la arteriosclerosis
Esta dolencia, producida por un cúmulo inusual de grasa en las paredes de los vasos sanguíneos, se debe a la mala circulación, y en situaciones extremas puede derivar en un infarto. Algunos médicos han estudiado el caso de mujeres cuya circulación sanguínea presentaba oscilaciones —algunos días más lenta, algunos días más rápida—, y se ha demostrado que los días que fluía con más rapidez se debía a que la noche anterior habían mantenido relaciones sexuales.

Aumento de defensas
La descarga hormonal que se produce durante el coito aumenta las células que combaten a los virus y bacterias. Estas son, además, las que detectan e impiden la proliferación de células capaces de provocar cáncer.

Antigripal

La inmunoglobulina A (sustancia que cubre el interior de ojos, nariz, boca e intestinos) es la principal arma química del cuerpo contra las gripes y los resfriados. Es más abundante en quienes practican sexo dos o tres veces por semana, ya que al estar expuestos a infecciones por el intercambio de fluidos, el cuerpo se defiende generando una mayor cantidad de dicha sustancia.

Adiós a la osteoporosis

El sexo aumenta los niveles de testosterona, responsable de fortalecer huesos y músculos. La hormona DHA, que se libera antes de llegar al orgasmo, mejora las defensas e inhibe el crecimiento de tumores.

Más oxígeno

El sexo incrementa la fuente de oxígeno de las células. Las fortifica, las nutre y las limpia activando los órganos del cuerpo.

Dientes sanos

Besar estimula la salivación y provoca una inmediata disminución del nivel ácido que causa la caries y la placa dental.

El dolor de cabeza no es excusa

Alivia el dolor de cabeza. Las endorfinas son los analgésicos naturales del organismo. De ahí sus efectos calmantes del dolor de cabeza, de las cervicales y de la artritis.

Bueno para la próstata

La actividad sexual elimina las secreciones dañinas de la glándula prostática.

Tonifica el suelo pélvico

Ayuda a mantener en forma la musculatura del suelo pélvico y los genitales en funcionamiento.

BENEFICIOS PARA LA MENTE

Aleja la depresión
La endorfina liberada afecta directamente a la salud mental al proporcionar una sensación de bienestar. La depresión se debe a la carencia de niveles de serotonina y de dopamina (sustancias que provocan la comunicación entre las neuronas y están relacionadas con el humor). Ambas sustancias se multiplican durante el sexo.

Recarga la memoria
Durante el orgasmo se produce una pérdida de conciencia de entre 20 y 104 segundos: *la petite mort*. Un espacio de tiempo sumamente valioso para que la cabeza descanse y recargue su capacidad memorística.

Favorece la cognición
La DHA (la hormona dehidroepiandrosterona) incrementa su presencia en el cuerpo humano durante la eyaculación. Mejora el sistema inmunológico, mantiene la piel sana y actúa como antidepresivo, además de beneficiar la capacidad cognitiva del individuo.

Predispone al trabajo
Las personas que mantienen una actividad sexual intensa cuentan con una mejor disposición para trabajar. Ocupan cargos laborales de mayor responsabilidad que quien goza de menos relaciones sexuales. Tienen más seguridad en ellas mismas y aumentan su autoestima.

Sentimiento protector
Las caricias de corte sexual incentivan la producción de oxitocina. Esta hormona promueve sentimientos de afecto y estimula

el deseo de proteger a otra persona. La oxitocina también se utiliza en pacientes que padecen depresión.

Ayuda a dormir

El sexo antes de dormir puede llegar a ser el más efectivo de los Valium (diazepam), ya que reduce el insomnio. Los cambios bioquímicos que ocurren durante el acto sexual provocan laxitud y sueño.

Antiestresante natural

El acto sexual combate el estrés. Relaja todo lo que está contraído. La laxitud muscular ayuda, incluso, a reducir el dolor de cabeza, que se produce por la constricción de los vasos sanguíneos en el cerebro.

Alarga la vida

El contacto humano beneficia la salud. Las relaciones afectivas físicas pueden aumentar la esperanza de vida.

Renunciar equivale a abandonar voluntariamente algo que posees o a lo que tienes derecho. La palabra clave es *voluntariamente*: es decir, tomar la decisión consciente, coherente y meditada de la renuncia. Tú decides sobre tu propio cuerpo y sobre tu vida. Nadie más debe hacerlo por ti. Tienes la libertad de poder escoger entre cuidar de tu sexualidad o descuidarla. Puedes despedirte de cualquier tipo de actividad que implique el contacto genital, onanismo o coito. Decir adiós a los pensamientos y fantasías erotizantes. Desenchufarte de tu cuerpo. Aunque lo hagas, seguirás siendo un ser sexual hasta el final, pero te dará mucha paz en esta faceta de tu vida. No te estoy animando a que renuncies —deseo justo lo contrario—, pero te reconozco el derecho a hacerlo. Y te pido, por favor, que lo reflexiones muy bien.

La decisión de retirarte del sexo puede ser provisional o definitiva. También puede ser que no lo escojas tú, sino que esté provocado por un hecho traumático, como un fallecimiento, una separación o una enfermedad.

El luto sexual

■ **La renuncia por duelo**
Un duelo por una pérdida importante nos obliga a reprogramar la vida. Ya sea por el final de una relación o por la muerte de un ser querido. Una pérdida es siempre dolorosa. Hay que echar mano de fuerzas que no tienes para salir adelante. Sin duda, cada persona va a vivir la sexualidad durante el duelo de forma diferente, tan diferente como personas y duelos hay.

En el duelo por fallecimiento, se sabe que las actividades vinculadas a cualquier tipo de placer son las últimas que se retoman. Inmerso en el dolor de la pérdida, normalmente el cuerpo no tiene ganas de nada. Cuando la muerte es de un familiar, aparece el deseo de ser abrazada, arropada y cuidada; la necesidad de alivio del dolor a través del contacto. Puede pasar que de un abrazo reconfortante a un beso en la mejilla, y de la mejilla a la boca, sientes la pulsión sexual y te dejas llevar. Eso no significa que haya deseo sexual, pero se te despierta el estímulo y sucumbes.

Cuando el duelo es por el fallecimiento de la pareja y la relación funcionaba bien, también se pierde al compañero/a de juegos sexuales. Un luto silencioso que hay que pasar. La neuropsicóloga Alice Radosh lo define como «el luto sexual». Después de vivir el duelo por la pérdida de su marido, Alice decidió elaborar «un estudio que demuestra que la gente aún tiene y disfruta del sexo a los sesenta, setenta y ochenta años, y para estas personas, las relaciones sexuales son una parte extremadamente importante de su vida. Sin embargo, cuando el cónyuge muere, todo se acaba». Alice dice que en las mujeres viudas hay una emoción prevalente con respecto a la sexualidad: la culpa.

«Las viudas no discuten con amigas o con profesionales de la salud mental sobre la pérdida de la intimidad sexual porque sienten que están siendo infieles. Piensan: "¿cómo es posible que me sienta así?", pero no están traicionando ni poniendo en entredicho el amor de la pareja ausente.» Alice tiene razón. Socialmente, la esfera sexual se ignora durante el duelo, y retomar la vida con plenitud llega a ser objeto de juicios por parte del entorno. No hay una forma de pasar el duelo. Dolor, tristeza, enfado, incertidumbre..., juntas o separadas: una combinación de emociones que solo conoce la persona que las está experimentando. Tal como se van recuperando otros ámbitos de la vida, la esfera sexual también se restablece. Cuando llegue el momento, es posible que aparezcan sentimientos de culpa y traición. Es mejor evitar recrearse en esas emociones y desplazarse al pensamiento positivo, reconociendo la suerte de haber podido disfrutar de una buena relación. Dialogar con el yo interno para darse el permiso resulta reconfortante.

El regreso a la vida sexual no tiene por qué ser con una nueva pareja, puede ser con una misma. La verdad, así es casi mejor. Primero solita o con un vibrador. ¿Por qué dejar en manos de otra persona la responsabilidad de reconectarte sexualmente? Un encuentro íntimo con una misma para dejar que fluya el volcán de emociones que puede desatarse.

«Deja que te duela, llora todo lo que puedas,
pero no dejes que la tristeza se prolongue
más de lo necesario.»
WALTER RISO

Otro tipo de duelo es el duelo por una separación. Aquí se llora por la relación acabada, no por la expareja que sigue viva y con la que, posiblemente, hay que seguir relacionándose por un tiempo o durante toda la vida si se han tenido hijos. A ese duelo se suma, además de la pérdida y la incertidumbre por la nueva situación, descubrir la parte oscura de la persona con la que has compartido unos años de la vida. Se mezcla rabia, ira, mentira, impotencia, miedo, pena o alegría. Una macedonia de emociones que cuesta digerir. Desafortunadamente, pocos procesos de separación transcurren con cordialidad entre los cónyuges.

A punto de cumplir veinticinco años de relación. Silvia, decoradora. Jordi, comercial. Tienen dos hijos. Él está insatisfecho con la relación. Ella nunca dice nada. Jordi insiste en buscar una solución. Vienen a terapia. Silvia insiste en que no hay ningún problema y deja la terapia, Jordi continúa. Él plantea nuevamente su malestar durante una cena romántica, casi un ultimátum. Ella, sorprendentemente, dice que se quiere separar. Jordi alucina con su inesperada reacción, pero lo asume como solución. Ha llegado a su límite. Inician el proceso de separación, pero Jordi necesita respuestas y, al cabo de un par de meses, insiste para volver a cenar y hablar. Él pregunta: «¿Por qué?». Ella contesta: «Tengo tres amantes». Él se hunde.

Silvia, 41 años, y Jordi, 42 años

En una ruptura, la persona que decide acabar con la relación tiene tiempo de empezar a mentalizarse, a proyectar el futuro en solitario mientras piensa cómo decírselo a su pareja. Aunque comience el luto antes, eso no significa que sea más fácil de superar. En cambio, el cónyuge que recibe la noticia del final de la relación, sin previo aviso, tiene que afrontar el impacto emocional y la pérdida. De cualquier forma, quien abandona al otro u otra puede sentir alivio, culpa, dudas y miedo. La persona abandonada, además de la conmoción y la batalla de emociones, ve afectada su autoestima. Para ambos, se trata de un doloroso proceso lleno de altibajos e incertezas.

«Un clavo saca a otro clavo.»
REFRANERO POPULAR

Las personas que mantienen una relación sexual o sentimental después de una ruptura superan mejor el proceso de duelo. Eso también depende de cada una, de cómo se acabó la relación y del valor de la relación para ella. Lo dice un estudio elaborado por *The Journal of Social and Personal Relationships*: «Las personas que inician una relación, del tipo que sea, poco tiempo después de una ruptura, mejoran los sentimientos hacia su expareja, recuperan el deseo de una nueva convivencia y restauran antes su autoestima». Iniciar una relación rápidamente también se puede tomar como un recurso para dejar de pensar. Los efectos químicos que se producen cuando empieza una nueva ilusión pueden dopar la angustia de la pérdida y deslocalizar el dolor. La autoestima, siempre afectada en una ruptura, también mejora, porque hay otra persona que reconoce apasionadamente la valía. La misma investigación concluye que incluso la nueva persona puede llegar a sustituir a la antigua pareja en cuanto a los sentimientos de apego. No se nota tanto el vacío de la pérdida y es posible descolgarse antes de la expareja.

Este estudio desmonta mi creencia de que después de una ruptura hace falta un tiempo de duelo para procesar la pérdida. Sanarte, recolocarte y empezar sin mierdas del pasado la nueva relación. Incluso tomarte un tiempo para vivir en soledad. Supongo que, como con todo, no hay blancos ni negros. Todo es posible si te va bien y encaja con tu coherencia emocional.

Empezar una relación, después de acabar otra, también comporta sus riesgos. Con la autoestima tocada somos muy vulnerables emocionalmente y se acusa la necesidad de cariño. Es importante ser cuidadosa escogiendo las nuevas relaciones para evitar que te hagan daño y que se aprovechen de la fragilidad. Hay que vigilar que aquel con quien te líes tenga la cabeza bien amueblada y las emociones ajustadas; de lo contrario, te puede causar una herida terrible. Entonces, te tocará superar el duelo de la primera ruptura y el maltrato emocional de la efímera relación y segunda ruptura.

«Me acabo de separar. Le puede pasar a cualquiera
y es una putada. Tengo cuarenta y cuatro años y aquí
estoy. Después de la separación estoy hecha mierda,
triste, vacía y sin libido.»

MÓNICA NARANJO

Etimológicamente, la palabra *duelo* proviene de *duellum*, que significa «combate, guerra o enfrentamiento». El duelo es la batalla emocional que entablamos como consecuencia de una pérdida, la lucha que mantenemos con nosotras mismas y con el mundo exterior para adaptarnos a la vida sin la persona que nos falta. Según la doctora Elisabeth Kübler-Ross, el proceso de duelo cuenta con cinco fases:

- negación
- ira
- negociación
- depresión
- aceptación

Estas etapas pueden sucederse o alternarse e intercalarse; lo importante es que desembocan en un crecimiento personal: la comprensión profunda de que se puede vivir sin el *objeto* del duelo. Es un periodo de transformación, así que constituye un buen momento para realizar un *reset* terapéutico y emocional. Para hacer limpieza de todo el mobiliario interno y externo. Un importante trabajo introspectivo que, en primera instancia, acostumbra a dejar el aspecto sexual de lado. Este se abandona voluntaria y conscientemente. Se trata de una renuncia escogida y temporal: elijo abandonar mi deseo, no ocuparme. Primero me reparo sentimentalmente, ordeno todo en su lugar, y, luego, ya decidiré cuándo volver a empezar. Una elección muy consciente. A medida que en la persona van mejorando los ánimos, el universo sexual también recupera su espacio. Es decir, los ajustes personales como consecuencia del reinicio vital afectan, asimismo, a la forma de emprender la vida sexual.

Si se tiene la sensación de no haber acabado el duelo, de no estar recobrada del todo, entonces es mejor ser honesta con una misma y esperar a estar bien al ciento por ciento antes de comenzar un nuevo idilio. Así se evita salpicar una nueva relación con la porquería y los fantasmas que se arrastran del pasado. Además, el aprendizaje intrínseco al proceso de duelo nos hace más fuertes. Se produce una reestructuración interna y externa. La valoración honesta de la relación pasada enseña a no repetir los mismos errores y a potenciar los aciertos, a no reincidir en conductas malsanas, a fijar los límites contigo misma y a tener más claro qué quieres y qué no.

El adiós a una parte de ti

Por desgracia, cada vez más la mujer vive otro tipo de duelo: el duelo por una pérdida corporal como consecuencia de un cáncer de mama o genital. A lo largo del desarrollo de la enfermedad se plantean muchos retos para la mujer: adaptarse a la noticia del diagnóstico, prepararse para la cirugía y la posterior recuperación. La experiencia de una pérdida corporal es un hecho traumático que puede llevar a la inhibición y represión del deseo sexual, lo que se mezcla con sentimientos de culpa, ansiedad y depresión. Tener buena información acerca de las características de la patología y las consecuencias en todos los ámbitos mejora la vivencia del proceso. La información comporta efectos terapéuticos y cada etapa se hace más llevadera.

«Respecto a la falta de información, suele evidenciarse, no solo en las pacientes, sino también en sus parejas, que hay personas que consideran necesario evitar los encuentros sexuales. Albergan la duda de si serán contagiados por sus compañeras o si durante la relación ellos podrían lastimarlas. Así, los

Pensar que quizá la enfermedad es contagiosa o pretender evitar hacer daño a la pareja reduce y anula la vida sexual de las enfermas. Se trata de creencias que no están justificadas, excepto cuando hay detrás una prescripción médica. En estos casos, en la mujer aparecen pensamientos de culpa y minusvalía. Lo recomendable es hablar de la vida sexual con el médico, clara y llanamente. Que especifique qué prácticas sí se recomiendan y cuáles no. En cualquier caso, una visión coitocéntrica de la sexualidad reduce el margen de maniobra de muchas parejas que pasan por el proceso de curación del cáncer. Por eso es un buen momento para activar la creatividad y reconectar sexualmente con la pareja, creando nuevas formas de comunicación erótica que resulten satisfactorias para ambos. Si ya es doloroso vivir el proceso de la enfermedad, con la suma de la desvinculación sexual de la pareja estaremos añadiendo un elemento más de preocupación para la mujer, que ya tiene bastante con la dolencia.

Lejos de mi intención hacer cuadraturas estancas y etiquetadas sobre el duelo. Con sumo cuidado, he tratado de hacer una foto general de las situaciones más comunes. Si has pasado o estás pasando por un duelo, vívelo conscientemente y busca ayuda terapéutica si te das cuenta de que te cuesta avanzar sola. Favorece el autocuidado responsable para resurgir como un ave fénix.

«La adversidad tiene el efecto de dejar al descubierto
talentos que, en circunstancias favorables,
hubieran permanecido ocultos.»

HORACIO

La anorexia sexual

Según Sex & Love Addicts Anonymous (SLAA), la anorexia sexual es «como un trastorno alimentario, la anorexia se define por la evitación compulsiva de los alimentos. En el área del sexo y el amor, la anorexia tiene una definición similar: la anorexia es la evitación compulsiva de dar y recibir nutrición social, sexual o emocional». Las personas que la padecen evitan el contacto sexual, entre otras razones, por ansiedad, miedo al rechazo, temor a la crítica, baja autoestima, desconocimiento de su propio placer, por haber recibido una educación muy restrictiva o por algún tipo de adicción. La anorexia sexual no afecta a otras facetas de la vida. La persona puede llevar una vida del todo normal, salvo en lo referido a la sexualidad. Puede sentir interés o atracción por otra persona. Cuando eso sucede, alarga el encuentro sexual todo lo que puede, y cuando llega el momento, busca mil excusas o desaparece.

Si te identificas mínimamente con el perfil descrito, y esa es la razón para renunciar a la sexualidad, estás en tu derecho. Pero mi recomendación es que busques ayuda especializada. Una vez resuelto el problema, decide lo que quieres hacer con tu ser sexual. Renunciar sin solucionar es evitar. Te engañas. Por lo menos, ten la valentía de ser sincera contigo misma. Pones una tirita en la herida sin limpiar, pero la infección crece dentro de ti.

La represión activa

■ La anorexia de la intimidad en pareja

En terapia, cada vez me encuentro con más parejas que atraviesan por largas temporadas sin mantener relaciones sexuales. El tiempo vuela, y de una semana se pasa al mes, y, sin darse cuenta, llevan años sin tocarse. Saben que hay un problema, pero lo eluden. Hacen como si no ocurriese nada. El problema está ahí, sobre todo, porque no hablan de él. Si uno de los dos saca el tema, el otro lo obvia y escapa. Se trata de la «anorexia de la intimidad».

La anorexia de la intimidad es un trastorno de la intimidad, más que sexual. Es una anorexia emocional. Afecta directamente a la relación de pareja. Sucede cuando un cónyuge pretende controlar la relación a través de la falta de intimidad, y no entiende el valor de la intimidad en la pareja. En este tipo de relaciones, uno de los miembros siempre está ocupado para su pareja. Tiene tiempo de jugar al pádel, correr carreras, implicarse con la comunidad de vecinos…, pero no para dedicarse a la relación. Siempre es su pareja quien tiene la culpa de todo: la acusa de cualquier cosa que le pase, y, si se equivoca, le dará la vuelta a la situación para recriminarle de nuevo lo que sea. En público, puede hacer alguna alabanza al cónyuge; en privado, nunca. Utiliza la ira y el silencio como un método de control. Si, por casualidad, se produce un coito, es totalmente impersonal e insatisfactorio, carente de vinculación emocional. Para estas personas, evitar los elogios, eliminar el sexo y las expresiones de cariño, utilizar los silencios o la ira constituyen una forma insana de sentir seguridad en la relación. Mientras tanto, la otra parte de la relación se siente vacía y sola, con mucho dolor, inhabilitada para reaccionar, sin ninguna atención y con la autoestima bajo mínimos. Las críticas llegan directamente al corazón. Hablar del tema es imposible, de nuevo la pareja se transforma en la culpable de la situación, culpable por no tener deseo sexual. Romper este círculo es muy difícil sin ayuda terapéutica, y el final de la relación resulta bastante previsible. Igual que en la anorexia alimentaria, si no comes, mueres. En las relaciones, la desnutrición también conduce al final.

> «Si tú abandonas, en contra de tu propio interés, haces lo que quiere la otra persona; tarde o temprano nacerá dentro de ti el resentimiento. Y entonces, solo es cuestión de tiempo que tú, consciente o inconscientemente, encuentres la manera de vengarte de esa persona.»
> SPENCER JOHNSON

Si te identificas con lo que acabas de leer, no tienes un problema de deseo sexual. Bueno, sí, pero tienes todavía un problema más grande. Habitas una relación tóxica. Tú no has escogido no tener deseo sexual, es la relación que mantienes lo que finiquita tu libido. Te recomiendo que pidas ayuda terapéutica. Si tu pareja no quiere acompañarte, ve tú. Entre otros beneficios, te ayudará a abrir los ojos sobre la relación y a recuperar tu autoestima. Te sentirás mucho mejor y la culpa se irá desvaneciendo. Tu empoderamiento en la relación provocará, también, un cambio en tu pareja y en su comportamiento. Inevitablemente. Después, ya decidirás qué hacer.

Cuando uno de los dos renuncia

Otro tema es que escojas, siendo consciente y coherente contigo misma, que quieres acabar con la actividad sexual. Saludablemente. Después de mantener un diálogo contigo misma y en congruencia con tus sentimientos. Estás en tu derecho. Mejor que nadie, tú sabes cuál es el «contrato» relacional que tienes con la pareja. Por lo general, la actividad sexual forma parte de los compromisos pactados o supuestos en una relación. Si para ti ha llegado el momento de poner punto final a la sexualidad compartida, lo honesto y empático es hablarlo con la otra persona. Ya te digo, tendrás que demostrar una gran capacidad de convicción y unas razones muy claras para que acepte la decisión. No es fácil. Y menos si tu pareja sí que quiere seguir disfrutando de su sexualidad. Acabar con la vida sexual activa —por la razón que sea— provocará un desajuste en la autoestima de la pareja. Se preguntará por el amor y se planteará la separación. El conflicto está asegurado. Como la decisión unilateral afecta a la vida sexual y al deseo del cónyuge, si este no quiere acabar con su vida sexual, lo más justo es que se le permita que la siga teniendo, y no solo con la masturbación, sino también manteniendo relaciones con otra persona, en caso de que sea su deseo. Es poco justo y equilibrado que uno decida por los dos en un aspecto tan sensible.

«Eva, dame algo. Ya me llevé el lubricante y la crema para mí. Mi mujer me ha dicho que por ella no haríamos nada. Cuando nos ponemos, ella me hace a mí, pero no quiere que yo le haga nada. El día que miramos porno y que la estimulo mucho me deja que la lleve al orgasmo. Pero la mayoría de las veces, ella acaba conmigo y no me deja que yo siga con ella. Yo necesito también cariño y sentir que me desea. Si no, pagaría a una señorita y sería casi mejor. Yo me siento joven y tengo ganas.»

Andrés, 63 años

Tu libertad acaba donde empieza la libertad de los demás. Seguramente, esto que te estoy contando te suena a un cuento de fantasía. ¡¡Menuda barbaridad, cómo se va a ir mi pareja con otra persona!! Uno se permite renunciar, pero el otro no se puede permitir seguir activo. No es nada equilibrado. ¿Lo ves?

> «Puedes tener todo lo que quieras si estás dispuesta a renunciar a la creencia de que no puedes tenerlo.»
> DOCTOR ROBERT ANTHONY

Expongo esta situación porque, desafortunadamente, me encuentro con más mujeres que hombres que deciden cerrar con llave su vida sexual. Ya no quieren más. Nunca es una decisión consensuada con la pareja. Es una decisión unilateral y silenciada. Así, la pareja —que no sabe nada— reclama y reclama atención y sexo. Porque se acaba el sexo y también se acaban las muestras de cariño. Siendo arisca no se dan señales de deseo y el mensaje queda claro. El silencio lleva a la relación a una tensión constante, a la demanda y la evitación. Malas caras y desamor. Ocultar la decisión, en apariencia, parece que alivia. Es una ilusión. Se descansa del coito, pero el cansancio por el desgaste de las peticiones constantes de la pareja es abrasivo. Lo mejor es decirlo. Dejarlo claro y asumir las consecuencias.

Si lo dices, dilo bien. Hablar de nuestro deseo sexual nos pone en una situación de máxima vulnerabilidad. Si decides comunicar que renuncias a mantener relaciones sexuales, hazlo con respeto y con cariño. No con agresividad. Responder con agresividad y desdén todavía aumenta más la distancia con la pareja. No tener ganas de sexo no es razón para herir más de lo necesario las emociones de la pareja, para dañar el amor y la relación. Si es lo que se siente y se quiere, hay que decirlo con cuidado y respeto. Bien dicho, pero decirlo. No evadir la cuestión ni ningunear. Con consideración hacia ti y hacia tu pareja. Con amor y comprensión. Como a ti te gustaría que te lo dijesen, con empatía. Abrazando con las palabras. La omisión de una decisión tan importante transforma la relación en tóxica y ambos cónyuges sufren y se hacen mucho daño.

El cansancio, el estrés y la multitarea dejan relegado el juego sexual en el último escalafón de las prioridades.* Bueno, cada persona conoce sus preferencias: en solitario, una se lo guisa y se lo come cuando puede y quiere; en pareja, se trata de una situación que requiere comunicación. Por ejemplo, se puede comentar: «Tengo ganas de ti, te deseo, pero necesito dormir, ¿lo dejamos para el fin de semana?». Así, la pareja se comunica, hay compresión y empatía. Se demuestra la voluntad del cuidado de la intimidad de la relación. Decirlo cuesta menos de lo que parece, y une.

---

* ¡Flipante! Según una encuesta publicada por Europa Press, y realizada a más de 1.370 personas, casi el 50 por ciento de los españoles renunciaría a su familia y a mantener relaciones sexuales antes que a su teléfono móvil. ¿Estamos fatal o la rara soy yo? Entre los 30 y 39 años, solo renunciaría el 5 por ciento. No está mal. Pero entre los 40 y 50 años, renunciaría el 51 por ciento. ¡Es muchísimo! Y más del 10 por ciento confirma que le echa un vistazo al móvil mientras está en plena faena. Realmente, ¿estamos tan mal cómo parece? ¿O tal vez tanta presión sobre la sexualidad convierte el sexo en un puro trámite que queremos pasar cuanto antes mejor? ¡Fichamos y andando!

■ **El deseo asexual**

Seguro que alguna vez has escuchado decir: «No tengo deseo sexual, soy asexual». ¡Error! Las personas asexuales sí que tienen deseo sexual, pero han renunciado a compartirlo con los demás. Es decir, cesan voluntariamente de mantener relaciones compartidas con otra persona. No renuncian al sexo, lo tienen con ellas mismas. No tiene nada que ver con el celibato, donde sí hay una renuncia a la masturbación. Las personas asexuales sienten deseo y necesidades sexuales que siempre desfogan en solitario. No comparten su cuerpo con nadie más. The Asexual Visibility & Education Network, la comunidad asexual más grande del mundo, con más de cien mil miembros, sostiene: «A diferencia del celibato, que es una opción para abstenerse de la vida sexual, la asexualidad es una parte intrínseca de quienes somos, al igual que otras orientaciones sexuales. Las personas asexuales tienen las mismas necesidades emocionales que todos los demás y son igualmente capaces de establecer relaciones íntimas».

Me gusta mucho esta definición. No podemos abstraernos de la sexualidad, porque, aunque no se practique, este aspecto de la vida forma parte de nosotros: somos seres sexuales. Por eso es importante que decidas lo que quieres hacer con tu sexualidad; si no, siempre será como un grano en el culo. En la asexualidad, se puede sentir una atracción romántica hacia una persona, pero no se necesita el contacto íntimo con esta. También se puede sentir atracción estética por alguien, disfrutar mirando a esa persona. O atracción sensual, que no sexual. Se admiten besos, caricias, pero no un contacto más íntimo. Hay personas que son asexuales y no lo saben. Cuando descubren esta opción, se sienten muy reconfortadas. Dejan de ser raras o diferentes a las demás. Se acaban los conflictos. La sexualidad no hace que su vida sea mejor o peor, tienen otras necesidades. Se han colocado en la opción sexual que desean. Mantener relaciones sexuales ya no es un agobio ni una presión.

La asexualidad no es una opción de renuncia al deseo sexual ni al sexo, es una etiqueta que define un comportamiento sexual y emocional. Las personas asexuales también cuidan de su sexualidad.

Primero amor, luego sexo

■ La demisexualidad

Asexualidad y demisexualidad son conceptos diferentes. «Demisexual» es una persona que solo mantiene relaciones sexuales con personas con las que tiene un gran vínculo emocional. No siente atracción por ningún género en concreto; necesita forjar un estrecho vínculo emocional —ya sea por amistad o enamoramiento— para llegar al contacto carnal. No renuncia al sexo; solo escoge bajo unos criterios sentimentales muy específicos a sus parejas de cama.

Una cosa es renunciar voluntariamente al sexo y otra es no tenerlo, pero desearlo. Te voy a dar una buena noticia, no tienes deseo sexual inhibido. ¡Por favor, empieza a masturbarte ya! No dejes pasar ni una oportunidad de amarte, de conocer tu cuerpo, de gestionarlo. De alimentar ese deseo precioso que ya albergas, con más deseo.

El dolor en los duelos, las anorexias, la asexualidad y la demisexualidad se dan en todas las orientaciones sexuales. En solitario y en cualquier combinación de pareja o relación poliamorosa. Puede ser una persona heterosexual asexual, lesbiana asexual y gay asexual. Se puede ser una mujer transgénero, lesbiana y asexual. *Open your mind.* En la sexualidad no hay normas, ni códigos, ni recetas infalibles. Todo es posible siempre y cuando a ti te vaya bien y no atente contra la libertad sexual de otra persona.

La decisión de renunciar a la vida sexual es muy difícil de tomar. Muy dura y autodestructiva. Por eso, cuando oigo a algunas mujeres que lo llevan como bandera, me entristezco mucho. Es una manera de hacerse daño físico y emocional. Un castigo. Cuando se descuida y se desatiende el deseo, de alguna forma, se destruye una parte de la persona. Por favor, piénsalo bien antes de retirarte. Si finalmente es tu opción, si decides pasar del sexo, no pases de tu cuerpo. Cuida tus genitales. Forman parte de tu cuerpo, como los ojos o los dientes. No te abandones. Está bien que decidas no mantener relaciones sexuales. El cuidado de la musculatura del suelo pélvico se puede separar de la vida sexual o de la parte más erotizante. Igual que la hidratación genital. Pero es tu responsabilidad. Es tu cuerpo. Disculpa si insisto tanto, y casi te riño; es porque me importa.

«La vida cobra sentido cuando se hace de ella una aspiración a no renunciar a nada.»
JOSÉ ORTEGA Y GASSET

EN POCAS PALABRAS

Somos seres sexuales hasta el final de nuestros días, y por muchos beneficios que nos reporte la sexualidad, podemos atravesar periodos de renuncia, ya sea por una decisión voluntaria o circunstancial. Abandonar la esfera sexual temporal o definitivamente forma parte de la esencia de la sexualidad y de la libertad individual. Sin embargo, esta renuncia no debe implicar el descuido de la salud genital.

MIS FRASES PARA TI

- La esfera sexual se ignora durante el duelo, y retomar la vida con plenitud llega a ser objeto de juicios por parte del entorno.
- El duelo es la batalla emocional que entablamos como consecuencia de una pérdida, la lucha que mantenemos con nosotras mismas y con el mundo exterior para adaptarnos a la vida sin la persona que nos falta.
- La valoración honesta de la relación pasada te enseña a no repetir los mismos errores y a potenciar los aciertos, a no reincidir en con-

ductas malsanas, a fijar los límites contigo misma y a tener más claro qué quieres y qué no.

- La visión coitocéntrica de la sexualidad reduce el margen de maniobra de muchas parejas que pasan por el proceso de curación del cáncer.
- No podemos abstraernos de la sexualidad, aunque no se practique, está presente.
- En la sexualidad no hay normas, ni códigos, ni recetas infalibles. Todo es posible siempre y cuando a ti te vaya bien y no atente contra la libertad sexual de otra persona.
- Cuando se descuida y se desatiende el deseo, de alguna forma, se destruye una parte de la persona.

La nutrición del deseo sexual

El nivel de deseo sexual en la mujer varía: pasamos épocas más activas y con más apetito. Otras en las que estamos desganadas. Siempre hay una explicación, una causa. Sabemos que el deseo sexual no aparece por arte de magia. Necesita atención, cuidado y mimo. Alimentos que nutran los engranajes invisibles que conectan con la sexualidad. Vitaminas emocionales que alimenten la intimidad.

Cultivar la *intimidad* es crucial cuando pretendemos una sexualidad con vinculación emocional. Por el contrario, la carencia de intimidad es uno de los grandes detonantes de la apatía sexual, especialmente en una relación. Si me siento ausente para con mi pareja, el deseo sexual desaparece. Puede darse un arrebato sexual puntual, pero no deseo con aliciente.

La intimidad entraña implicación emocional y sentimental. El gusto por compartir pensamientos e ideas. Se abastece de aceptación, confianza y cuidado mutuo. Tanto dentro como fuera del contexto sexual.

Sin embargo, intimidad y sexualidad a veces no van de la mano. Se puede dar la intimidad sexual, pero no emocional. Podemos tener un alto grado de intimidad sexual con una pareja, pero la comunicación no llega a ser de tanta confianza como para que se genere intimidad emocional. Para desencadenar la intimidad con otras personas, debes tener intimidad contigo misma. Conocerte, mantener diálogos emocionales claros contigo, cultivar un buen nivel de seguridad en ti misma para luego poder relacionarte con los demás. La confianza en ti te aporta seguridad. Si te sientes segura, te abrirás a explicar tus sentimientos y emociones más íntimas sin temor a que se rían o burlen. La confianza para la intimidad se va construyendo poco a poco, a medida que se siente la certeza de la relación y crecen las vinculaciones y los compromisos.

La intimidad también necesita del cuidado y la atención consciente de ambos. De respeto y admiración. De honestidad y verdad en las expresiones emocionales y verbales. En la honestidad no caben ni mentiras ni engaños.

Escuchar con el corazón enriquece la intimidad. Atender los matices del mensaje, la voz, la expresión corporal. Una de las cosas que más enturbia la comunicación y la intimidad son las suposiciones o cosas que se dan por hecho sin preguntar la opinión de la otra persona, lo que genera malentendidos, frustración y resentimiento.

El sexo forma parte del crecimiento de la intimidad, la intimidad hace que el sexo mejore. Impulsa el deseo.

―――――

«¿Tú sabes cuántas mujeres hay deseando que sus maridos las deseen? Ellos solo quieren follar.»

Núria, 42 años

―――――

El deseo se puede mantener sin intimidad. Es el sexo sin vinculación y sin implicaciones emocionales. Follamos y nos vamos. Relaciones de usar y tirar. Este tipo de relación también puede avivar el deseo sexual. Quizá aquí radica la diferencia entre el sexo como coito-follar y como hacer el amor. Echar un polvo puedes hacerlo con cualquiera, y si te he visto, no me acuerdo. El amor solo lo puedes hacer si se genera intimidad, si hay más conexiones que las puramente carnales.

La intimidad bebe de la aceptación. Asumo que eres como eres, no quiero cambiarte. Qué fácil es decirlo, y qué difícil hacerlo, a veces, sin darnos cuenta. Cuando esto sucede, el problema con las expectativas lo tiene la persona que quiere cambiar a la otra, aunque ambos lo sufren en la relación. Cuando acepto, dejo que la otra persona sea como es y espero que me deje ser como soy. Te amo, aunque no te comprendo.

....

«La fantasía y la comprensión no son más que formas del amor.»
HERMANN HESSE

....

Encender la chispa

■ **Estimular el deseo**

El deseo sexual necesita de pensamientos e imágenes sexuales. El sexo pasa en la cabeza, pasa por la imaginación. Lo que tienes en la mente es tan importante como lo que sientes en los genitales. De hecho, si no pasa por la cabeza, los genitales no van a responder. Pensar en sexo alimenta el deseo sexual. No existen estudios comparativos acerca de cuántas veces un hombre y una mujer albergan pensamientos sexuales, pero tampoco hacen falta. Solo tienes que coger el móvil de un hombre, mirar en cualquier grupo de wasap solo masculino y comparar las conversaciones con las de uno de tus grupos de WhatsApp solo femeninos.

Reserva un espacio mental para pensamientos eróticos y fantasías sexuales. La imaginación se activa y se entrena con la lectura de novelas o relatos eróticos, y también puedes escribirlos. De igual modo, ver películas que te pongan cachonda enriquece tu imaginario erótico. Otro camino es recurrir a las fantasías sexuales.

La fantasía sexual es una recreación imaginaria de una situación o acto erótico sexual en circunstancias reales o inventadas. Son irreales, por eso son fantasías. No hay nada prohibido, los límites los pone tu imaginación. Generan un efecto estimulante que ayuda a aumentar el deseo sexual. Cuanto más te recrees en ellas, más las llenes de detalles, más subirá la temperatura de los encuentros amorosos. Las fantasías te pertenecen a ti, a no ser que las quieras compartir; tú diriges lo que sucede en ellas. Son viajes mentales al país del sexo que te organizas a medida. No voy a entrar en el dilema de si las fantasías se tienen que llevar a cabo o no. Allá tú. Únicamente recuerda que la fantasía es una cosa y la realidad es otra. Que lo que te imaginas que sientes en la ficción igual no es lo mismo que sientes en la realidad. En cualquier caso, las fantasías sexuales son un buen interruptor para despertar el deseo sexual y grandes aliadas para romper la rutina. Así que, en la alimentación del deseo, pon un plato para las fantasías.

DESEOS Y FANTASÍAS SEXUALES RECOGIDOS EN REUNIONES TAPERSEX®

«¡Acabar la cuarentena!»

«Ama dominante con esposas y látigo.»

«Echar un buen polvo en el ascensor de mi bloque con el riesgo de que nos pillen, pero que no nos pillen, ¡claro!»

«Follar en una cama de agua.»

«Hacer el amor en alta mar, con el mar en calma, luna llena y en la cubierta de un velero.»

«Hacer el amor en la playa a la luz de la luna.»

«Hacer el amor en un 600.»

«Hacer el amor encima de la lavadora y cuando esté centrifugando.»

«Tener sexo en una playa desierta, al sol, y a distintas horas.»

«Hacer un trío.»

«Hacerlo de pie.»

«Hacerlo en el ascensor con George Clooney.»

«Hacerlo en una bañera con mucha espuma y muchos juguetes.»

«Hacerlo en una piscina de noche.»

«Jugar en el aire, es decir, masaje erótico en pleno vuelo con clímax para ambos.»

«Mi fantasía sexual es que me aten y me venden los ojos y pasen por mi cuerpo diferentes objetos y juguetes sexuales.»

«Noche en la habitación de hotel con jacuzzi, fresas y cava. Y mi chica, por supuesto.»

«Por septiembre, un atardecer, cala Mica, Menorca, desnudos, una botella de cava, embutidos ibéricos, velas y el agua cristalina.»

«Que las niñas duerman toda la noche en su habitación.»

«Que mi marido me regale todos los juguetes.»

«Que mi pareja se vista de mono.»

«Relación en el ascensor del metro.»

«Sexo en un baño de espuma.»

«Tener pareja.»

«Un bocadillo. Yo el embutido.»

«Un bosque, un paseo con vestido blanco, arroyo, dos desconocidos bien plantados, un jugueteo para acabar en un momento de pasión con lujuria y excitación.»

«Un delicioso masaje oral con lubricante de sabor chocolate.»

«Un masaje *body to body* con piel de seda.»

«Un polvo a la semana.»

«Un trío con mi mujer.»

«Un vibrador con mando.»

«Una relación sexual con los ojos tapados y que utilicen comida.»

«Hacerlo con otra mujer, mejor dos más. Un trío lésbico.»
«Jugar con los ojos tapados y comida.»
«Poder probar un juguete erótico con mi pareja y gente mirando.»
«Ser porno chacha.»
«Un masaje erótico cada fin de semana.»

«En todo encuentro erótico hay un personaje invisible
y siempre activo: la imaginación.»
OCTAVIO PAZ

Hacer el amor con humor

■ **El sentido del humor**

El sentido del humor es un superalimento del deseo. Se entiende por «humor» la capacidad para interpretar la realidad y ver el lado divertido e irónico de las personas, las situaciones o las cosas, al tiempo que se evidencia y se provoca la risa o la sonrisa en las otras personas. También es la capacidad para apreciar el sentido del humor de otras personas.

Uno de los aspectos más beneficiosos del sentido del humor es que está vinculado a la salud física y mental. Una buena carcajada refuerza el sistema inmunológico y regula el ritmo cardíaco, baja la presión arterial y relaja los músculos. Además, nos mantiene jóvenes.

Por otra parte, la risa pone de manifiesto la alegría de vivir, una característica propia de todos los seres humanos. Así pues, disfrutar riendo significa que eres una persona alegre, sociable y agradable. De hecho, las personas que tienen sentido del humor y aprecian el sentido del humor de sus parejas están mucho más contentas en la relación, y el humor las ayuda a afrontar con optimismo las dificultades y a desdramatizar algunas situaciones.

Todo ello comporta que la comunicación con la pareja sea más efectiva a través del humor.* Este destensa y hace ser más condescendiente con una misma y con la otra persona. Si se está contenta, los recuerdos que se atraen son de alegría, conectados con nuestro bienestar y el bienestar de la pareja. Con pensamientos positivos es más fácil ser resolutivo, creativo e imaginativo. Se mejora la capacidad de tomar decisiones porque se relativizan los problemas y se alejan los sentimientos de frustración. Del mismo modo, en los momentos difíciles, la risa oxigena y destensa la situación. Permite la entrada de nuevas ideas y energía para afrontar la situación con mejor talante.

Sorpresa, diversión, risa. El sentido del humor necesita de comprensión, del efecto sorpresa y de la expresión de la risa. Actúa en beneficio de la salud. Mejora las relaciones personales, contribuye a reducir los conflictos. La risa mejora, sin duda, la conexión entre las parejas.

«Si te encuentras con alguien con quien te puedes reír, tu futura relación será divertida y llena de alegría.»
JEFFREY HALL

Las parejas bien compenetradas que se ríen juntas llegan a conectar tanto con la risa como con el sexo. Además, la risa y el sentido del humor son grandes afrodisíacos. En la cama, con sentido del humor, todo es más divertido. Hay personas a las que la risa les corta el rollo, o que piensan que te ríes de ella (si tienen baja autoestima). Sin embargo, cuando en la cama las cosas no salen como pensabas, es mejor poner sentido del humor que dramatizar y enfadarse.

---

* Los esquimales inuit llaman a hacer el amor «reírse juntos». Utilizando este término, eliminan cualquier sentimiento de culpa o vergüenza y asocian las relaciones sexuales a la complicidad y a la diversión en la intimidad con la pareja.

El sentido del humor se puede cultivar. Empieza por reírte de ti misma; verás que es muy terapéutico.

«La risa compartida es un camino hacia el desarrollo de una relación más duradera.»

JEFFREY HALL

Otras vitaminas del deseo sexual son los besos profundos, los abrazos y las caricias: acciones que despiertan el ser sexual, el interés sexual, la pulsión sexual. Los besos son tan importantes que hasta tienen una ciencia que se dedica a ellos, la filematología.*

¿Recuerdas tú primer beso? Los besos acostumbran a marcar el inicio de una relación. Según como sea un primer beso, tendrás ganas de continuar, o no, con una persona. Esto se debe a que constituyen el acto erótico más íntimo de vinculación con una persona, una forma primitiva de expresar sentimientos y emociones. De hecho, el beso con lengua es un acto de exploración, es como hacer el amor con la boca. En la adolescencia, este tipo de besos representan la iniciación a los juegos sexuales, horas y horas de intercambio de besos calientes y entretenidos en el parque. Sin embargo, en las relaciones estables, con frecuencia se olvida ese juego tan estimulante. El beso profundo se reduce al preludio del coito; rara vez se dan besos con lengua sin más.

---

* La *filematología* estudia el origen de los besos y cómo estos han cambiado su significado en el curso de la historia. Analiza los distintos tipos de besos, los elementos que intervienen y las reacciones físicas y mentales que provocan. La filematología defiende que los besos nos ayudan a estar más sanas y a bajar de peso —por cada beso intenso se consumen unas 24 calorías y se activan 34 músculos—; fortalecen el sistema inmune, hacen que el pulso se acelere y alargan la vida a quien da muchos besos.

Los labios y la boca son muy sensibles, al ser una de las partes del cuerpo que cuenta con más receptores nerviosos y sensoriales. Un beso desata en el cerebro una avalancha de neurotransmisores, dopamina y noradrenalina, todos ellos vinculados con la excitación, el vigor y la reducción del dolor. Sin olvidar la feniletilamina, la droga del amor. Incluso oliendo la zona facial y del cuello se activa la excitación.

La frecuencia de los besos tiene mucho que ver con lo satisfactoria que sea una relación: cuanto mejor va, más besos. Cuanto más besos, más actividad sexual. Alimentan los sentimientos de apego y de vinculación de la pareja.

———

«A mí me encantan los besos. Necesito besos para ponerme caliente. Suaves y bonitos. Mi pareja es un poco bestia, tiene mucha fuerza. Trabaja en un supermercado moviendo cajas y todo lo hace con mucha energía. Se está suavizando poco a poco, a ella también le está gustando. Se lo he tenido que enseñar. Ya sabe que, si es fuerte, no hay deseo. He venido a buscar un aceite de masaje y un juguete para seguir practicando la suavidad.»

Carmen, 32 años

———

La huella de olor

■ **El olfato sexual**

El sentido del olfato es imprescindible en las relaciones personales y sexuales. Para nosotras, casi resulta más importante que la vista. Un olor despierta emociones; tenemos una memoria enorme guardada en la nariz. Un perfume especial o el olor de un guiso te conecta con un recuerdo, con una imagen, con la nostalgia de una persona o lugar. Desde la nariz estimulamos todos los sentidos. Por eso, el olfato constituye uno de los sentidos más importantes en las relaciones sexuales y es necesario en la activación el deseo.

Las feromonas son ectohormonas, unas sustancias que actúan sobre el comportamiento de otros organismos de la misma especie para generar una respuesta fisiológica. Se segregan en las glándulas sudoríparas de las ingles y axilas, y no huelen, pero el olfato las detecta. De alguna forma, nos conectan con la parte más instintiva y animal del ser humano, y se utilizan para activar el atractivo sexual, para marcar territorio o para promover la cohesión social. De hecho, este ácido volátil es un inductor de buen rollo. No modifican la voluntad, pero sí mejoran la receptividad a través del olfato, favoreciendo el deseo de vinculación. Sin darnos cuenta, el olfato detecta las feromonas y las conecta directamente con el hipotálamo, la parte del cerebro encargada de controlar nuestro mundo emocional y de la que Descartes decía que era «el hogar del alma». Así de importante es el sentido del olfato en el deseo sexual. Así pues, las feromonas marcan el olor corporal: cada una de nosotras tiene una «huella de olor», un aroma que tiene que resultar atractivo para la pareja. Si no te gusta como huele tu pareja, apaga y vámonos.

Ya sé que se trata de un tema controvertido: hay quien dice que existen en los animales, pero no en las personas. Sin embargo, cada vez hay más experimentos que demuestran que esto no es así. Por ejemplo, cuando un grupo de mujeres pasan un tiempo juntas, se acaban sincronizando sus menstruaciones. Se debe a la comunicación a través de las feromonas.

Actualmente, la cosmética erótica cuenta con un gran surtido de productos con feromonas que activan el deseo sexual: perfumes, aceites de masaje, cremas corporales o lubricantes. Cuando utilizas uno de estos productos, no solamente activas el deseo de quien lo huele, sino también el tuyo. Se trata de una comunicación inconsciente: la recibimos, pero no la vemos. ¡El deseo está en el aire!

En cualquier caso, disfrutar de los sentidos enriquece el deseo sexual. En los primeros encuentros sexuales, nuestros cuerpos son curiosos. Queremos conocernos centímetro a centímetro, escuchar la historia de cada cicatriz y entender cada sensibilidad. Saborear cada poro de la piel. No hay fronteras, recorremos la geografía corporal de arriba abajo, delante y atrás. Pero a medida que la relación se acomoda, los espacios de piel estimulados se reducen a labios, pecho, culo y genitales. Mientras, brazos, hombros, espalda, piernas y pies..., hay muchos centímetros de piel que llaman a gritos a las caricias. ¡Tócame! ¡Tócame! Nos tenemos que tocar más. La piel es el órgano sexual más grande de nuestro cuerpo, está llena de terminaciones nerviosas.

Los masajes eróticos son una idea estupenda para reconectar con el deseo a través de las manos. Masajes que eviten los genitales y con el ánimo de acariciar.

Geografía corporal

Te propongo que prepares una sesión de masaje con tu pareja. Necesitas un lugar cómodo, que puede ser la cama o una alfombra. Controla la temperatura y la iluminación. Puedes poner una música que os guste; no hace falta que sea *new age*, ni tampoco *rock&roll*. Es imprescindible un buen aceite de masaje con un aroma que os guste.

Los aceites de masaje erótico tienen una textura adecuada para el masaje sensual: resbalan, pero no pringan. La mayoría de ellos incluyen feromonas.

Desnudos, sentaos sobre la cama. Uno enfrente del otro. Empezad a tocaros con las manos, con las puntas de los dedos. Primero uno y luego el otro. Alternativamente. El único límite son los genitales. Podéis ir cambiando de posición, estirados, sentados, de rodillas. Escuchad las sensaciones, comentadlas. Miraos a los ojos. Cuanto más rato estéis, más lleno de energía quedará vuestro deseo sexual.

Besos, abrazos, caricias, el mimo a una misma, el cuidado. Alimentar el deseo sexual es como cuidar de una planta. La nutrición del deseo sexual necesita actividad, hacer uso del derecho a gozar y descubrir una caricia nueva cada día.

Cada persona responde según lo que entiende por sexualidad a partir de la experiencia vivida y el contexto donde recibe el estímulo. Todo esto forma parte del proceso de erotización del encuentro. Podemos sentir una excitación física y tener una conducta sexual que provoque una unión sexual. No hay una fórmula, no se trata de tocar una tecla que te active. A menudo atiendo a parejas que vienen a terapia buscando ayuda para reconectar con su deseo sexual. Cuando hablamos de sus gestos de estima diarios se dan cuenta de que han desaparecido. No se dan el beso de la mañana o el de bienvenida a la vuelta del trabajo. Tampoco se tocan cariñosamente sin excusa alguna. Se ha evaporado la complicidad de las miradas. En la cama, cada uno duerme a su lado, y ni se rozan. Para volver a sintonizar sexualmente, es preciso empezar por recuperar los estímulos más primitivos de contacto.

ALIMENTAR LA INTIMIDAD

Vinculación visual y corporal. Conexión visual. Intercambio de miradas que indican la complicidad. Mirarse y verse.

Vinculación por intercambio verbal. Compartir espacios de comunicación, opiniones, gustos, experiencias. Alimentar la compatibilidad de carácter con conversaciones interesantes lejos de la rutina del día a día. Respetar las diferencias.

Vinculación por contacto físico. Incluye los gestos de cariño diario, las muestras de estima y deseo. Besos de rutina e inesperados, caricias, abrazos, mimos... Cuanto más contacto, más alimento para la oxitocina (hormona de la felicidad). Se trata de complacer a todos los sentidos.

Vinculación erótica completa. De la forma y manera que ambos deseen. Más entretenida o más rápida. En un contexto adecuado y con orgasmo o sin. Con imaginación y sentido del humor.

Inspirado en *Comportamiento íntimo*, Desmond Morris

EN POCAS PALABRAS

Es natural que pasemos por temporadas de deseo más despierto y activo que otras; lo que siempre nos acompaña es la intimidad. La implicación en la intimidad demanda sinceridad, autocuidado y honestidad con una misma. Aceptarte para aceptar a otras personas. Además, el cuidado de la intimidad necesita nutrirse de besos intensos, caricias por todo el cuerpo, olores estimulantes, pensamientos y fantasías eróticas y mucho, mucho sentido del humor.

MIS FRASES PARA TI

- La carencia de intimidad es uno de los grandes detonantes de la apatía sexual, especialmente en una relación.
- La confianza para la intimidad se va construyendo poco a poco, a medida que se siente la certeza de la relación y crecen las vinculaciones y los compromisos.
- El sexo forma parte del crecimiento de la intimidad; la intimidad hace que el sexo mejore.
- Reserva un espacio mental para pensamientos eróticos y fantasías sexuales.

- Las fantasías sexuales son un buen interruptor para despertar el deseo sexual y grandes aliadas para romper la rutina. En la alimentación del deseo pon un plato para las fantasías.
- Las parejas bien compenetradas que se ríen juntas llegan a conectar tanto con la risa como con el sexo.
- El beso profundo, los abrazos y las caricias son vitaminas del deseo sexual, acciones que despiertan el ser sexual, el interés sexual, la pulsión sexual.
- El beso con lengua es un acto de exploración, es como hacer el amor con la boca.
- La nutrición del deseo sexual necesita actividad, hacer uso del derecho a gozar y descubrir una caricia nueva cada día.

Detrás de
las excusas,
¿te escuchas?

Poniendo palabras a la emoción y el sentimiento

Las emociones influyen en la sexualidad, ya que estamos inmersos en un estado emocional permanentemente. De hecho, constituyen una parte consustancial al ser humano. Tanto es así que la Organización Mundial de la Salud (OMS) las incluye en su definición de «salud sexual»: «Un estado de bienestar físico, emocional, mental y social relacionado con la sexualidad». Por tanto, emociones y sexualidad son compañeras de viaje inseparables, caminan por la misma senda unidas de la mano.

Asimismo, las emociones y los sentimientos son la brújula motora de vida, la guía invisible del camino que escoges seguir. Puedes hablar de destino, instinto o intuición, pero es la emoción la que marca la senda. Es lo que tú sientes, lo que te nace. Lo que solamente tú sabes y escuchas de ti. Por eso es tan importante hablar de las emociones y los sentimientos con propiedad.

Según Goleman, el padre de la inteligencia emocional, la emoción se refiere a «un sentimiento y a los pensamientos, a los estados biológicos, a los estados psicológicos y al tipo de tendencia de acción que lo caracteriza»; o sea, la emoción es la reacción subjetiva a un estímulo. En latín, *emotio* significa «movimiento», «impulso», «lo que te mueve hacia...». De las emociones nacen los sentimientos. El sentimiento es el estado de ánimo que provoca una emoción y que interfiere en tu forma de pensar, junto con la memoria de otros sucesos que llevas en la piel y con tu ética particular. La emoción es inmediata, súbita, de corta duración: salta como la tapa de una olla exprés. Los sentimientos se van cociendo a fuego lento; son más indefinidos que las emociones y perduran mucho más. La emoción es reactiva. El sentimiento es pasivo.

Lenguaje emocional

Para generar intimidad necesitamos un vocabulario emocional que exprese cómo nos sentimos y comunique las emociones. Un lenguaje emocional rico para mantener conversaciones que permitan establecer vínculos fuertes entre las personas.

Aquí tienes una lista de recursos para ampliar el lenguaje en este sentido:

VOCABULARIO EMOCIONAL

Alegría

Agradable	Entusiasmo	Ilusión
Ánimo	Estremecimiento	Júbilo
Beatitud	Euforia	Manía
Capricho	Éxtasis	Optimismo
Congratulación	Felicidad	Placer
Contento	Fogosidad	Placer sexual
Deleite	Frenesí	Regocijo
Desenfado	Gozo	Satisfacción
Dignidad	Gratificación	Tranquilidad
Diversión	Humor	

Amor

Aceptación
Admiración
Adoración
Afecto
Afinidad
Amabilidad
Autoestima
Cariño

Confianza
Cordialidad
Curiosidad
Deseo
Devoción
Empatía
Enamoramiento
Gratitud

Interés
Paciencia
Respeto
Simpatía
Solidaridad
Ternura

Aversión

Antipatía
Asco
Desazón

Desdén
Desprecio
Disgusto

Displicencia
Inseguridad
Repugnancia

Ira

Acritud
Agresividad
Animosidad
Antipatía
Cabreo
Celos
Cólera
Desamor
Desconfianza
Despecho
Enfado

Enojo
Envidia
Exasperación
Fastidio
Frialdad
Furia
Hostilidad
Impaciencia
Impotencia
Indiferencia
Indignación

Irritabilidad
Malhumor
Odio
Rabia
Recelo
Rencor
Resentimiento
Resquemor
Violencia

Miedo

Alarma
Angustia
Ansiedad
Aprensión

Canguelo
Consternación
Desasosiego
Fobia

Homofobia
Incertidumbre
Inquietud
Misoginia

Nerviosismo   Sobresalto   Vulnerabilidad
Pánico   Susto   Xenofobia
Pavor   Temor
Preocupación   Terror

Sorpresa

Admiración   Desconcierto   Pasmo
Ansiedad   Estrés   Perplejidad
Anticipación   Inseguridad   Sobresalto
Asombro   Intranquilidad
Confusión   Nerviosismo

Tristeza

Aburrimiento   Desesperación   Nostalgia
Aflicción   Desgana   Pena
Amargura   Desilusión   Pesar
Autocompasión   Disgusto   Pesimismo
Decepción   Dolor   Soledad
Depresión   Duelo   Sufrimiento
Desaliento   Infelicidad
Desconsuelo   Melancolía

Vergüenza

Aflicción   Embarazo   Remordimiento
Bochorno   Humillación   Timidez
Corte   Perplejidad   Vergüenza ajena
Culpa   Pesar
Desazón   Recato

Las emociones están vivas. Sentir una emoción es inevitable, pero gestionar la expresión de la emoción forma parte de un aprendizaje, de la autocultura emocional. Por lo tanto, se puede cultivar y modificar la expresión de las emociones. Para ello, la cultura emocional proporciona herramientas para identificar y denominar la emoción percibida. Cuenta con un buen abanico de recursos lingüísticos para construir una imagen concreta de lo que se siente. Por el contrario, a menudo trabajo con pacientes que eluden la concreción emocional con respuestas como «estoy bien» o «estoy mal». Contestaciones cómodas que encierran la necesidad de enriquecer su imaginario emocional. Algo tan sencillo como conocer el nombre de las emociones y los sentimientos puede poner a su alcance un lenguaje rico en recursos para expresarse consigo mismos y con el resto del mundo. Te permitirá conectar sensiblemente con las emociones de tus semejantes, aumentando tus herramientas de comunicación y empatía. El camino hacia la inteligencia emocional se recorre cultivando la cultura emocional.

MANEJAR LAS EMOCIONES

Llama a la emoción por su nombre.
Entiende el sentimiento que provoca la emoción.
Asocia el sentimiento a la actuación que desata.
Mejora la tolerancia a la frustración.
Mejora el manejo de la ira. Mayor autocontrol.
Mejora la autoestima.
Muestra empatía y sensibilidad hacia los sentimientos de los demás.
Destina más esfuerzos para comprender las relaciones.
Promueve vínculos positivos con tu entorno.
Desarrolla mayor competencia para la resolución de conflictos.

El cuidado de las emociones aporta beneficios en todos los ámbitos vitales, y especialmente en el que nos ocupa, el terreno sexual. Mejorando la habilidad para gestionar y expresar las emociones, mejorará la habilidad para expresar los deseos y necesidades. Saber expresar lo que necesitas aumentará más la seguridad y autoestima en lo relativo al hecho sexual y al deseo. Cuando pasamos por un problema sexual, los recursos de expresión emocional ayudan a exteriorizarlo y gestionarlo mejor. Cuantas más habilidades, menos presión.

En definitiva, las emociones son necesarias, útiles y complementarias. Todas nos aportan información en un momento concreto. No hay emociones buenas o emociones malas. Ni positivas o negativas. La alegría no tendría valor sin la tristeza. Las emociones funcionan como un instinto de protección, como la respuesta automática a un estímulo. Una situación de peligro activa el miedo y activa el resorte de autoprotección. Sin miedo seríamos *kamikazes*. Las emociones tienen un efecto salvavidas.*

El tapón emocional

■ **El resentimiento**

El problema se produce cuando la emoción no sale, queda inexpresada dentro de ti. Tan guardada que se transforma en un sentimiento que duele, se enquista y sangra, y finalmente se vuelve resentimiento: un sentimiento enfermo, hipersensible a cualquier acontecimiento que tenga que ver con la causa o persona que lo originó. El resentimiento se convierte en una alimaña en tus entrañas. Así, por ejemplo, cuando tu pareja es objeto de tu rencor, las consecuencias son nefastas para la relación y la actividad sexual. Ello se debe a que el resentimiento nace de un dolor no perdonado. Puede ser un hecho insignificante para otros, pero a ti te duele. El perdón repara, pero el perdón no concedido o no pedido persevera el daño. Asimismo, las interferencias en la comunicación o la mala comunicación prolongan el problema. Si no se habla, la herida supura.

---

* Eduard Punset ha creado un particular universo de emociones muy útil para comprender y visualizar la conexión entre las distintas respuestas emocionales. Incluye 307 emociones divididas en grandes constelaciones: miedo, ira, tristeza y alegría, amor y felicidad. Si quieres echarle un vistazo: www.universodeemociones.com.

El silencio no cura. Para evitar un nuevo dolor, ¿qué haces? Te cierras, te proteges. El impacto de la herida sigue ahí, en el mismo lugar por donde se escapa la relación. No hay deseo. No puedes desear a quien te ha hecho daño, a quien te ha roto por dentro, a quien te ha decepcionado profundamente en tus expectativas. No hay deseo y el cuerpo se cierra. Se cierran tus genitales. La excitación queda noqueada y es probable que se produzcan complicaciones en la penetración. Si se logra, el coito es doloroso. El orgasmo es inexistente o hay dificultades para alcanzarlo. El cuerpo se cierra, se obstruye, se niega. Del resentimiento se pasa al deseo sexual inhibido, la dispareunia, el vaginismo y la anorgasmia.

«Quienes tienen dominio sobre la palabra adecuada no ofenden a nadie. Y, no obstante, dicen la verdad. Sus palabras son claras, pero nunca violentas. Nunca se dejan humillar, y nunca humillan a nadie.»

BUDA

De un resentimiento nace otro y otro, y va llenando el baúl de los resentimientos guardados, de las frustraciones en la relación, de las culpas achacadas a la pareja por la cobardía de no afrontar las emociones, por no ser responsable de las propias emociones por miedo, por creer erróneamente que así está protegiendo la relación.

En el capítulo anterior, te he descrito las causas biológicas que pueden provocar el deseo sexual inhibido. El cuerpo habla, y ya ves que no se puede desprender de la emoción. Cuando habla, detrás hay una razón.

En tanto que tú eres la responsable de la gestión tus emociones, la parte de estas que tiene que ver con el deseo sexual y con la relación de pareja es responsabilidad tuya. Por ahí, también, el deseo depende de ti. Cuanto más cuides el terreno emocional, más cuidado estará el jardín de tu deseo. Presta atención a qué te sienta bien y qué no. Sin victimismos. Responsabilizándote. El cambio parte de ti. Cultiva las habilidades de la comunicación emocional.

El deseo sexual y la salud emocional funcionan armónicamente. Podemos achacar la responsabilidad de la caída del deseo sexual al descenso hormonal, que sin duda afecta, pero desde luego no es el factor definitivo. Este lugar lo ocupa el bienestar emocional. Hay emociones que son enemigas del deseo y del placer. Alejan la excitación. Es imposible sentir placer y negatividad a la vez. Por eso es tan importante el equilibrio emocional, tanto si tienes pareja como si no. El enfado permanente, el rencor y los reproches te conducen al desierto sexual.

«Puedes cerrar los ojos a las cosas que no quieres ver, pero no puedes cerrar tu corazón a las cosas que no quieres sentir.»
JOHNNY DEPP

Utiliza tus emociones de forma constructiva. Siéntelas. Vívelas. No te ancles en ellas si no te benefician. Deja que se vayan. Sé consciente cuando decidas abandonar la negatividad. La inteligencia intelectual es importante, pero puedes sobrevivir sin un coeficiente intelectual de 150, lo que no ocurre con la inteligencia emocional. Se trata de saber identificar la emoción o el sentimiento cuando los vives en ti. Es un gesto de salud y honestidad contigo. Saber cómo te tienes que tratar según cuáles sean tus sensaciones. Esto tiene mucho más que ver con emociones que provienen de situaciones más complicadas o complejas. Cómo te tratas a ti, cuál es tu discurso interno. Por ejemplo, si sientes envidia, cómo te dices a ti misma que no tienes razones que la justifiquen. ¡Mira todo lo que tú has logrado! Cómo te calmas y te recolocas en la realidad. O en el caso de los celos, si los sientes y los reconoces en ti, la gestión de la emoción será más eficaz; no te enredarás en las excusas, en el autoengaño y la culpabilización a otros de tus sentimientos.

Aunque no seas capaz de poner nombre a lo que sientes, identificas que te encuentras en un momento emocionalmente sensible.

Esa sensación nace de algo; si la ahogas, seguirá estando ahí hasta que la reconozcas y la gestiones.

Así pues, expresar emociones y sentimientos es altamente útil para las relaciones sociales y de pareja. Constituye un ejercicio íntimo contigo misma. Te ayuda a enfocar mejor, a discernir entre el sí y el no. A entender qué es lo que te provoca algo. A cuidarte mejor. Forma parte de tu autocuidado interior.

Narrativa de emociones

Te propongo un ejercicio para trabajar la narrativa de las emociones que puedes hacer fácilmente. En las redes sociales (WhatsApp, Facebook, Twitter, Instagram...) utilizamos, por lo general, los emoticonos para contestar un mensaje, cerrar una conversación o expresar la carcajada que nos provoca un chiste. Durante una semana, no utilices emoticonos. Trata de expresarte con palabras. Es un juego que puedes extender a tu entorno. Poco a poco, tus contactos ampliarán el vocabulario emocional y las conversaciones se tornarán un poco más íntimas y personales.

¿Qué emociones has expresado con más facilidad?
¿Qué emociones te ha costado más expresar?
¿Cómo han reaccionado las personas que recibían el mensaje?
¿Cómo te has sentido?

Del «aquí te pillo, aquí te follo» al «para toda la vida»

Pasamos por diferentes etapas vitales, emocionales, circunstanciales que nos llevan a decidir voluntaria y conscientemente el tipo de relación emocional o erótica o sexual (o la que sea) que nos apetece tener.

Igual que hay mujeres que necesitan de una complicidad emocional para disfrutar de las relaciones sexuales, también las hay capaces de separar sexo y emoción. *Touch and go*, follamos y nos vamos. El sexo casual y sin compromiso se focaliza en la necesidad fisiológica y pasa de la vinculación sentimental. Ello no significa que no haya emoción; simplemente, no hay implicación o es la mínima. No hay otra intención en la relación que la puramente sexual o la acordada. Ya hemos visto que la emoción es intrínseca al ser humano, así que si vas de *touch and go* y no quieres complicaciones, sé honesta con tus necesidades y directa con tus peticiones.

En el lado opuesto de las relaciones sin implicación emocional, encontramos la demisexualidad. Según la definición del Demisexuality Resource Center: «La demisexualidad es una orientación sexual en la cual alguien siente atracción sexual solo hacia personas con las cuales tienen un fuerte vínculo emocional». Estas personas necesitan involucrarse emocionalmente para que aparezca el estímulo sexual, aunque la intimidad emocional no es garantía de que vaya a nacer la atracción sexual, y tampoco de que las personas demisexuales no sientan atracción sexual espontánea por alguien; simplemente deciden que para mantener un encuentro íntimo satisfactorio la complicidad emocional es imprescindible.

«El amor no tiene cura, pero es la única cura
para todos los males.»
Leonard Cohen

De manera parecida, la adicción al amor se caracteriza por buscar constantemente la satisfacción emocional. Según Sex and Love Addicts Anonymous (SLAA), asociación estadounidense para la recuperación de la adicción al amor, la padecen «personas que sufren una compulsión adictiva para participar o evitar compulsivamente el amor o la vinculación emocional». Sin límites saludables, se comprometen emocional y sexualmente con personas sin conocerlas.

Temiendo el abandono, recaen en relaciones tóxicas, dolorosas y destructivas. Confunden el amor con la atracción física o sexual, con la lástima o con la necesidad de rescatar a alguien o ser rescatadas. Sexualizan emociones como el estrés, la ira, la envidia, la vergüenza, la soledad o el miedo. Cuando se sienten vulnerables, se abstienen de toda participación sexual.

Todo lo que aprendemos en la evolución viva de las emociones nos sirve para entender las emociones de las demás personas. Si identifico la temperatura en mi termómetro emocional con más facilidad, voy a reconocer la temperatura emocional de las personas de mi entorno. Del conocimiento de las emociones nace la empatía, la capacidad de conectar con las emociones de otras personas. Con la empatía se nace, pero también se hace. Es una habilidad que se puede cultivar. En las relaciones personales y de pareja, todo el trabajo emocional previo que llevas a cabo contigo se traduce en tu bienestar y en el confort para la relación. Si entendemos nuestras emociones, sabremos leer mejor las emociones de nuestros semejantes, actuaremos positiva y eficazmente, dando y recibiendo.

EN POCAS PALABRAS

Forma parte del idioma del deseo aprender a conectar con nuestras emociones y expresarlas saludablemente para que no se conviertan en resentimiento y dolor. Elevados niveles de ansiedad, callar lo que necesitamos y eludir lo que sentimos da lugar a malos entendidos y resentimiento con nosotras mismas y con la pareja, tanto que puede llegar a provocar una disfunción sexual. Es nuestra responsabilidad desarrollar la capacidad para exponer lo que sentimos, y un error pensar que callando te proteges a ti y a la relación. Quizá puedas engañar a otras personas con tus expresiones emocionales, pero si lo haces, la mayor perjudicada serás tú.

MIS FRASES PARA TI

- Emociones y sexualidad son compañeras de viaje inseparables, caminan por la misma senda unidas de la mano.
- Las emociones y los sentimientos son la brújula motora de vida, la guía invisible del camino que escoges seguir.
- Las emociones tienen un efecto salvavidas.
- El resentimiento se convierte en una alimaña en tus entrañas.
- De un resentimiento nace otro y otro, y va llenando el baúl de los resentimientos guardados, de las frustraciones en la relación, de las culpas achacadas a la pareja por la cobardía de no afrontar las emociones, por no ser responsable de las propias emociones por miedo, por creer erróneamente que así estoy protegiendo la relación.
- Es imposible sentir placer y negatividad a la vez.
- El enfado permanente, el rencor y los reproches te conducen al desierto sexual.

La valentía de hablarte a ti misma

Puedes engañarme a mí, pero a ti no te engañas

■ **La sinceridad contigo misma**

La honestidad contigo misma es una elección de vida. Ser congruente consiste en encontrar el equilibrio entre lo que piensas, lo que deseas, lo que dices y lo que haces. En el diálogo sincero con tu yo interno. Ese lugar donde habitas tú, únicamente tú. Por lo tanto, la honestidad contigo misma significa armonía y coherencia entre lo que te dices en tus pensamientos y las acciones que llevas a cabo. Sin embargo, destinamos poco tiempo a la introspección, a mirarnos tranquilamente por dentro. Creamos pocos espacios para pensar. Llenamos la vida de cosas por hacer como si, inconscientemente, colmásemos el día de ocupaciones. Así, no queda ni un solo instante para reflexionar. Quizá, si te paras y piensas, te darás cuenta de que tu vida no te gusta. Estar ocupada e ir con prisas todo el día es una forma de escapar de la realidad. Haciendo «cosas» te olvidas de ti misma. ¡La cabeza no para nunca!

Pensar mejor es posible. Dejar de darle vueltas a la misma cuestión. Evitar los pensamientos circulares que no conducen a nada.

Que te estancan en un laberinto sin salida, al tiempo que proyectas escenarios imposibles, replanteas lo que alguien te dijo, llevas asuntos mínimos a dimensiones desproporcionadas. Construyes un imaginario de posibilidades que deforman el origen del primer pensamiento hasta hacerte daño emocional a ti misma y a los demás. Esta es una forma de hablarnos y de pensar internamente que nos inmoviliza, nos paraliza e invalida. Gastar energía en pensar mal perjudica a la salud. No digo que no pienses, pero piénsalo bien. Sanamente. Ya sé, justo cuando tratas de evitar un pensamiento, es cuando más permanece. Te quieres quitar un tema de la cabeza, y se queda más tiempo en la batidora. Es una pelea contigo misma. Pero, si vas a luchar contigo, hazlo bien. Deja que el pensamiento fluya. Háblate. «Este pensamiento no es bueno para mí, no es saludable. Me entristece, pero hoy tengo ganas de estar triste.» Te lo dices a ti misma. Aceptando, no luchando. Te has mirado en tu interior y has elegido. Es tu decisión. Aceptando conscientemente. Reconoces que estás triste, que te apetece estar melancólica. Es tu elección. Tienes el poder sobre ti para decidirlo.

La honestidad y la coherencia contigo misma son la mejor forma de amarte. Es el compromiso que te debes. Precisamente, parte de las disfunciones sexuales femeninas están relacionadas con lo poco que nos queremos, con la falta de compromiso con el «yo interno». Un automaltrato que nosotras mismas nos inflingimos. La infidelidad a las voces internas deteriora la integridad.

Cuántas veces dices que «sí» cuando lo que quieres decir es «no». Nos cuesta decir que no. Como a nuestras madres, nos han educado en la complacencia a cambio de amor, en la necesidad de aprobación. Diciendo «no» aparece el miedo al abandono, a la pérdida y al conflicto. Todos esos «no» callados se van acumulando en ti, frustrando a la persona que realmente eres. Actuar bajo el temor inconsciente crea una discrepancia interna en ti que alimenta tu inseguridad. Te conviertes en la persona que «debes ser» por temor a lo que digan o piensen los otros. Te traicionas y te desdibujas. Pierdes tu poder.

Igual que con nosotras, con los demás aceptamos y asumimos compromisos. Cuando faltas a ese compromiso, rindes cuentas. Das unas razones para justificarte. En cambio, cuando faltas al compromiso contigo misma, ¿a quién rindes cuentas? Tu autoestima, tu coherencia y tu integridad esperan una explicación.

Empoderarte quiere decir tener confianza en tus capacidades. Hacer un trabajo introspectivo contigo misma. Decidir que te quieres querer. Tú eres la prioridad. Sí, te estoy diciendo que tienes que ser egoísta. Quizá te sienta un poco mal. Tu voz interna te dice: «¿Egoísta? ¿Y mis hijos, mi familia?». Qué buen trabajo ha hecho la moralidad patriarcal con nosotras. Nos prohíbe el egoísmo, así nunca somos coherentes con nosotras mismas. La incoherencia interna nos hace inseguras. Esta es una bonita forma de control que llevamos en la sangre, mamada de generación en generación. Si no eres egoísta, te prohíbes ser tú. Pero tú eres el centro de tu vida. Para amar, te tienes que amar. Reconocerte. Si vives para los demás, no eres libre. Vives supeditada a los demás.

«Si no puedes decir la verdad sobre ti misma, no puedes decirla sobre otras personas.»
VIRGINIA WOOLF

Hay tantas mujeres que se sienten vacías en la madurez. Pasan parte de su vida entregadas en cuerpo y alma a sus familias. Dedicadas a los hijos, a la casa, al marido y al trabajo. No se permiten «el egoísmo» de regalarse un pensamiento para ellas. Son grandes cuidadoras de todos, menos de ellas. Cuando el objeto de su cuidado vuela del nido, se quedan vacías, sin objetivo vital donde poner su amor. Inmersas en una relación de pareja mal construida, entre otras cosas, porque ellas no se quieren bien. No han sido egoístas. Causalmente, este momento coincide con la menopausia. Es decir, con esa etapa en que la mujer pierde el deseo sexual. ¡Cómo no se va a perder! De acuerdo, las hormonas pueden afectar, pero, sin duda, afecta mucho más lo poco que han cuidado de ellas.

Hay que tener la valentía de hablarte a ti misma. Hace falta valor para activar la voz interna que te va a dar de morros con lo que eres. Con lo que te gusta y no te gusta tanto de ti. Vas a tener que lidiar con el miedo, el recelo, la ira, la envidia, la vergüenza... También con tu audacia, ingenio, entusiasmo, tolerancia... y sinceridad. Discriminar lo que quieres de lo que no quieres. Lo que te sienta bien de lo que te hiere. Lo que te gusta de lo que te duele. Todo se aprende, ya sabes. Nunca es tarde para empezar. Para detenerte y mirarte a los ojos para verte por dentro. Escuchar a tu voz hablando contigo.

«No es valiente quien no tiene miedo,
sino quien sabe enfrentarse a él.»
Nelson Mandela

Tú eliges quién quieres ser

■ El cambio que no cesa

Los seres humanos nos modelamos a nosotros mismos a través de las relaciones y los vínculos que establecemos con otras personas. Entre las vivencias internas y externas vamos ajustando la forma de ser. Es una construcción variable, está viva. Por eso cuando dices «yo soy así» es una declaración injusta hacia ti misma, estás negando la posibilidad de cambio. Y es que a veces utilizamos un lenguaje autolimitante que se va grabando en nuestro interior y restringe la posibilidad de cambio, especialmente de modificar algo que no nos gusta. La transformación en ti es posible y compatible con la coherencia interna.

En plena discusión, la pareja de Alba le pregunta: «¿Por qué tienes tanta ira?». En ese momento, Alba no contesta, presa de la rabia. Pero la pregunta queda en ella. A Alba tampoco le gustan sus enfados y decide buscar la respuesta. Esa pregunta es el detonante para iniciar un trabajo de prospección y autoconocimiento emocional. Lleva más de dos meses escuchándose, manteniendo diálogos internos con ella misma, «con el angelito bueno y con el angelito malo». Busca entender, dejar de hacer y hacerse daño. Quiere ser cuidadosa con sus emociones. Durante este proceso, ha llorado, ha reído y ha entendido muchas cosas sobre ella. Se siente mejor con su vida, con su cuerpo y cuida con más conciencia todo lo que aprecia. La ayuda terapéutica, sumada a la valentía de Alba, han conseguido que esté mucho más contenta con ella misma: «He dejado de anteponer a los otros por mí, actúo desde el amor y no por obligación». Ha puesto límites. La relación de pareja ha mejorado, ambos están más tranquilos y conectados. La relación con la familia y amigos también es mejor. Alba se ha empoderado.

Alba, 39 años

No sirve de nada pretender que las personas de tu entorno modulen su conducta según tus necesidades. Olvídate, no vas a cambiar a nadie. Si quieres que algo cambie, el cambio debe empezar por ti. Si te comportas de forma diferente, tu entorno, necesariamente, va a reaccionar de otra manera. De esto va la honestidad contigo misma, de ser lo que sientes, y no lo que dicen que eres o lo que otras personas quieren que seas. De la valentía de tomar las riendas de tu vida.

Ser absolutamente íntegra y coherente es casi imposible. Cuenta que en este camino vas a cometer errores. Forman parte del aprendizaje. Solo tú tienes derecho a juzgarte.

Pregúntate si sientes ilusión por volver a desear a tu pareja. Si la respuesta honesta es «no», revalúa la relación, busca ayuda profesional o díselo a tu pareja.

«La honestidad no siempre trae una respuesta de amor, pero es absolutamente esencial para el amor.»
RAY BLANTON

EN POCAS PALABRAS

Ser honesta contigo misma te abre las puertas de la coherencia y de la armonía, aliviando el desgaste de las luchas internas. En cambio, la incongruencia contigo misma te cierra las puertas del deseo sexual: dices que quieres, pero en tus diálogos internos no te comprometes. La valentía de hablarte a ti misma tiene que ver con decirte lo que quieres ser, con escuchar lo que te dices y con no ser lo que otras personas quieren que seas.

MIS FRASES PARA TI

- Estar ocupada y con prisas todo el día es una forma de escapar de la realidad.
- La honestidad y la coherencia contigo misma son la mejor forma de amarte.
- La infidelidad a las voces internas deteriora la integridad.
- Qué buen trabajo ha hecho la moralidad patriarcal con nosotras. Nos prohíbe el egoísmo, así nunca somos coherentes con nosotras mismas. La incoherencia interna nos hace inseguras. Esta es una bonita forma de control que llevamos en la sangre, mamada de generación en generación. Si no eres egoísta, te prohíbes ser tú. Pero tú eres el centro de tu vida. Para amar, te tienes que amar. Reconocerte. Si vives para los demás, no eres libre. Vives supeditada a los demás.

El virus de la monotonía
y del aburrimiento

«Sus días se habían convertido en un ir y venir de
sueños frustrados; una monotonía vestía como
uniforme su alma y le impedía disfrutar de nada.»

ÁNGELA BECERRA

Cuando dos personas se ilusionan con una relación, empieza un proceso maravilloso. El deseo de conocerse por completo tanto en el ámbito sexual como en el de los gustos, costumbres, ideas y experiencias vividas. Confidencias y sexo, mucho sexo. Encuentros eróticos creativos, de exploración de los gustos y exhibición de habilidades. Si este periodo se supera favorablemente, la relación avanza. Poco a poco, cambia el descubrimiento por el conocimiento. Te acostumbras a la persona, a sus gustos, a sus hábitos y rutinas. Mejor dicho, lo que debe suceder es que os acomodáis a los hábitos y rutinas respectivos, creando unas nuevas rutinas y nuevos hábitos. Al principio, es muy motivador. Estáis construyendo vuestro particular modelo de pareja, un contenido que refuerza los lazos de seguridad y compromiso en la relación. ¡¡Es una novedad!! De forma gradual, esta novedad se transforma en nuevas costumbres. Dicen los científicos que para crear un hábito necesitamos ser constantes en una misma acción un mínimo de 21 días, y que a los 66 días el hábito ya se ha vuelto rutina.

La rutina estabiliza y proporciona seguridad. Significa hacer las mismas cosas cada día, repetir y repetir y repetir. Por lo tanto, conduce directamente a la monotonía. Sé que la rutina es necesaria, pone orden y da estabilidad. De hecho, nos volveríamos locos si todos los días tuviésemos que ir a salto de mata. Pero la línea entre la rutina y la monotonía es muy fina, y más cuando hablamos de deseo sexual.

La monotonía es la falta de color y la carencia de matices, cuando lo siempre previsible se instala y abre la puerta de par en par al aburrimiento.

El aburrimiento es una emoción muy subestimada. Su finalidad es motivarte a hacer cosas, a entretenerte. Dejar que el aburrimiento te invada es como dejarte morir. En una relación de pareja, lo considero una señal de alarma brillante y sonora que está diciendo «hace tiempo que algo no va bien, algo necesita reparación». Tiene que ver con el desinterés hacia lo que la relación aporta; es una forma de tirar la toalla, la expresión máxima de la pérdida de conexión con lo que sentimos. Es una rendición.

Lo opuesto al aburrimiento es la vida. La energía de la vida que los griegos llamaban «eros». Eros es amor. Según el *Diccionario de la Real Academia Española*, eros es «el conjunto de tendencias e impulsos eróticos y sexuales de una persona». O sea, lo contrario al aburrimiento es la pasión y el erotismo.

El aburrimiento endémico ahoga a la curiosidad; la curiosidad es el nervio que nos ayuda a crecer emocional e intelectualmente. Nos conecta con la niña que llevamos dentro, con el juego y con la diversión. Entonces, el aburrimiento arrebata el amor y el juego divertido. ¡El aburrimiento es un virus letal para la relación!

El aburrimiento campa a sus anchas en la relación por exceso de confianza. He aquí otra adulterada creencia: «No he de esforzarme en la relación, si ya lo tengo todo». Después de tantos años, la relación camina sola. Y así se desatienden las demandas de la pareja y se priorizan otras cuestiones descuidando la relación. Ese ninguneo abre una herida infecciosa que el paso del tiempo hace más difícil sanar. El abandono puede darse en el aspecto sexual o en el emocional.

El aburrimiento producto de la monotonía es muy común en las parejas de largo recorrido. Se acepta. Con resignación. Parece que es lo que tiene que ser porque a todo el mundo le pasa. Esta creencia toma más fuerza y cada vez se escapa más energía e ilusión que podrían servir para reavivar la relación. Se entra en un círculo vicioso que se retroalimenta: «No tengo que esforzarme en la relación, ya va sola después de tantos años, y a todo mundo le pasa». En el fondo, contiene una dosis de vergüenza: la vergüenza por no mover un dedo para salir de la situación de tedio, de conformismo. Un desinterés consciente que se justifica con el autoengaño. O un desinterés cansado de tanto reclamar y que te hagan oídos sordos. O un desinterés por agotamiento, y el mejor descanso es aburrirte a sabiendas.

¿Te gusta sentir esas emociones en ti?

«Siempre es lo mismo. Llega a casa, se sienta en el sofá, pone la televisión y pregunta qué hay para cenar. Es abogado, todo el día habla y en casa se calla. Cenamos, un rato de tele y a la cama. En la cama… siempre es lo mismo. Sé cómo empieza y acaba. ¡Estoy aburrida! Los fines de semana, iguales. Cuando propongo hacer algo diferente, me mira como si estuviese loca y pasa de mí. No sé qué hacer, estoy triste. No aguanto más, he llorado mucho. No quiero aguantar más.»

Pilar, 53 años

En pareja, salir del aburrimiento indeseado implica un camino que deben recorrer los dos miembros. Es necesaria la complicidad y la voluntad de ambos para romper el círculo vicioso y desbloquear la situación. Si ya lo habéis intentado con acciones recurrentes y no han funcionado, quizá debáis pasar a otro tipo de soluciones creativas o recurrir a la terapia de pareja.

Monotonía

Si estás en pareja, ¿sientes que tu relación se ha vuelto aburrida? Identifica cuáles son los comportamientos o hábitos que consideras monótonos y haz una lista. Seguidamente, haz la propuesta alternativa de cambio. Consigue que tu pareja escriba lo mismo. Compartid y comentad los resultados.

....

«La rutina hace que la vida siga igual, el cambio está en nosotras mismas, está en nuestras manos cambiar el continuo día a día.»

ELSA PUNSET

....

Jugar al Kama Sutra

Una de las principales lacras del deseo sexual en pareja es la monotonía. La falta de creatividad en el juego erótico conduce al aburrimiento. Siempre el mismo ritual, siempre las mismas posiciones. Para cambiar, se puede consultar el sagrado libro del *Kama Sutra*, la Biblia de la sexualidad, cuya fama mundial se debe al gran número de posiciones sexuales que propone. En el juego del Kama Sutra, estas posturas se practican con ambos miembros de la pareja vestidos, contrariamente a lo que estás pensando. Así, consiste en adoptar algunas de las posiciones del *Kama Sutra* y comprobar qué partes de vuestros genitales se estimulan, si son cómodas o cómo las podéis perfeccionar incluso buscando el mejor lugar de la casa para probarlas. Insisto, con ropa. Es como un ensayo sexual.

El objetivo es descontextualizar el encuentro erótico y hablar de él como un camino para romper la monotonía y descubrir las propias inquietudes sexuales y conocer las de tu pareja. Hay posiciones para parejas de heteros, lesbis y gais. Con este juego, además, cultivaréis otras formas de comunicación como la visual y la táctil. Recuerda: es un juego, hay que divertirse.

En solitario, escapar de la monotonía es un proceso mucho más fácil, y depende de ti. Seguramente, si te sientes aburrida, también estarás aburrida de ti misma. Trata de identificar las causas que te han llevado a esa parálisis tediosa. El aburrimiento puede estar ligado a creencias autolimitadoras sobre ti misma, fruto de la falta de autoestima. El convencimiento de no ser capaz o merecedora de algo silencia los deseos ocultos. El aburrimiento no es una elección si te hace sentir triste y vacía de energía.

Me gustaría que te vieses con otros ojos. Recupera un álbum de fotos o mira las fotos del móvil. Busca momentos en que te divertías, te lo pasabas bien. Cuando había emoción e ilusión. ¿Cómo te sentías entonces? ¿Qué estabas haciendo?

Es inevitable, pero depende de ti poner algo extraordinario en tu vida, de tu valentía y voluntad para romper la dinámica que te apaga. Hacer que el día a día tenga un elemento de sorpresa, bonito para ti. Un pequeño incentivo que te motive para volver a llenarte de color y salir del caracol.

«A veces me salto el almuerzo y cambio la rutina. Salgo a dar un paseo. O me compro un pequeño regalo para mí... Algo que me haga sentir que estoy cuidando de mí mismo. O salgo en coche, en busca de un paisaje hermoso, o saco una entrada para un concierto. A veces negocio una cita conmigo mismo a media mañana, un compromiso estrictamente personal. Una vez salí a las once de la mañana para visitar una galería de arte. Luego regresé y seguí trabajando como de costumbre hasta la hora del almuerzo.»
Spencer Johnson

EN POCAS PALABRAS

Casi todas las relaciones viven etapas similares. Se emprenden con mucha fogosidad y a medida que avanzan se suspenden en un espacio y tiempo de cómodas rutinas que se repiten hasta el aburrimiento, que es la antítesis de la pasión y el erotismo. Las relaciones nunca evolucionan solas: necesitan del juego, la curiosidad, nuevos retos y objetivos para seguir creciendo, igual que tú, que también precisas nuevas ilusiones e incentivos vitales. Tener conciencia de la rutina es el primer paso para transformarla. El cambio solo depende de ti.

MIS FRASES PARA TI

- La monotonía es la falta de color y la carencia de matices, cuando lo siempre previsible se instala y abre la puerta de par en par al aburrimiento.
- El aburrimiento campa a sus anchas en la relación por exceso de confianza.
- El aburrimiento puede estar ligado a creencias autolimitadoras sobre ti misma, fruto de la falta de autoestima.
- Depende de ti poner algo extraordinario en tu vida, de tu valentía y voluntad para romper la dinámica que te apaga.

Tenemos que hablar

Cuando una relación comienza, los silencios brillan por su ausencia. La pareja se pasa horas y horas hablando. Lo quieren saber todo el uno del otro. Intereses comunes, gustos, experiencias. A cada respuesta, una nueva pregunta. Dopamina, serotonina, endorfina y oxitocina te pegan un chute interestelar. Es un momento precioso: el romántico ascenso a los cielos de la relación. Y, del cielo, se cae al suelo de golpe en el primer encontronazo. La primera discusión; el conflicto ya está aquí. En cualquier pareja se van a dar desacuerdos, situaciones irritantes y enfados. Momentos de tensión que despiertan la parte más oscura de cada persona. Todo lo que era bonito en el romance se vuelve insoportable en el conflicto. Sin duda, las discrepancias son casi inevitables y necesarias. Ayudan a la pareja a crecer y a evolucionar hacia la madurez de la relación. Lo que determina que la pareja progrese o se obstruya es cómo se comunican. Lo que se dicen y cómo se lo dicen. El tono, los gestos, las miradas y, claro, las palabras. Una buena resolución del conflicto alimenta la relación. Lo contrario va dejando un poso de gangrena.

Desde luego, hay parejas que de todo hacen una discusión. La riña constante es su forma de comunicarse, se sienten cómodas en el conflicto. Si ese es tu caso —lo siento mucho por ti—, espero que esta lectura te haga pensar.

Una bronca es la peor forma de resolver una situación. A medida que sube el calor de la discusión, la capacidad para pensar disminuye. En ese momento, la emoción puede más que la razón.

Después de una pelea, ambos miembros de la pareja se sienten fatal. Uno por las serpientes que acaba de escupir. Y, peor todavía, por oír las mezquindades disparadas por la pareja o por su mutismo. De repente, la distancia entre ambos es infinita.

Pasa una vez, y luego otra y otra. Pronto, el dolor y la impotencia. Ya más calmados, pueden hablar. Ambos reconocen que la discusión se les ha ido de las manos. Se podría haber evitado. Dialogan y se escuchan. ¿Por qué no lo hicieron así desde el principio?

Reaccionar serenamente, evitando el conflicto, requiere un buen autoconocimiento emocional. Haber tenido la valentía de hablar mucho con uno mismo. En cambio, bajo estados emocionales arrebatados, lo más fácil es echar más leña al fuego. Sin embargo, pocas relaciones sobreviven a la tensión negativa constante, a las peleas y a la desconexión. Es la antítesis de una relación de pareja saludable. Parejas rivales no forman equipo.

Si las discusiones o diálogos acalorados son inevitables, entonces, mejor hacerlo bien, de forma constructiva. Las discusiones de este tipo nutren la relación. Por el contrario, las discusiones destructivas sumen en dolor y sufrimiento a la pareja, y al ser también tóxicas convierten la relación en una bomba de relojería. El problema no está en el desacuerdo, sino en la forma de expresarlo. Reproches, insultos, gritos o silencios enturbian cualquier intento de diálogo. Se entra en una dinámica vírica de comunicación que se convierte en la única forma de relacionarse. Un círculo vicioso de protesta. Cuanto más riñe uno, más se calla el otro para evitar el conflicto. Cuanto más grita uno, todavía más fuerte grita el otro para protegerse. Cuanto menos se entienden, más se alejan. Los dos se defienden de ellos mismos.

El círculo de Estela y Felipe. Estela es profesora en una escuela y Felipe, director de una oficina bancaria. Ella había tenido varias relaciones y contaba con mucha experiencia sexual. Él, un par de encuentros insignificantes y ninguna relación. Hace diez años emprendieron una relación de pareja. Al principio, tuvieron buen sexo, pero sin tirar cohetes. A raíz de una intervención genital a Estela, la pareja dejó de mantener relaciones sexuales. Han pasado ocho años. Ocho años sin tocarse, pero, eso sí, se quieren mucho. Vienen a terapia para recuperar la esfera sexual, quieren ser padres. Ella marca el ritmo de la relación. «Felipe nunca ha tenido antes una relación de pareja, no ha estado casi con mujeres; tiene una familia emocionalmente desvinculada, es disperso, es desordenado, no sabe expresarse, se queda colgado en sus pensamientos...» El círculo nocivo de esta relación: Estela dice a Felipe que casi todo lo hace mal, no la sabe acompañar en el aspecto emocional y no es resolutivo. Felipe —un hombre resolutivo en su trabajo— se siente totalmente inseguro en su casa: no sabe nunca qué decir, hacer o cómo tocar a su pareja para que sea de su gusto. Esta inseguridad se expresa en silencios, falta de espontaneidad, disculpas constantes y necesidad de preguntar todo antes de hacerlo. Ese comportamiento de Felipe altera a Estela, que lo riñe por no hacer las cosas bien. Entonces, Felipe se siente más inseguro todavía, y de nuevo vuelve al silencio. Estela se siente frustrada e incomprendida. Y vuelta a empezar.

Estela, 36 años, y Felipe, 37 años

Los patrones de comportamiento que se repiten una y otra vez, como los pasos de un mal baile, llevan a la relación a un empeoramiento progresivo que desencadena inseguridad emocional, afectiva y sexual. Asimismo, la mala comunicación en la pareja conduce a la inseguridad sexual y afectiva, y, de ahí, a la falta de deseo. La única forma de romper el círculo vicioso es con amor y empatía.

La comunicación es intrínseca a la relación de pareja. Todo comunica. Una mirada, un gesto, una palabra y hasta un silencio.

«No se puede no comunicar.»
WATZLAWICK

Cada pareja establece sus códigos de comunicación dentro de la relación y diseña su propio idioma afectivo: la suma del lenguaje verbal y del corporal. El discurso oral y la expresión de los afectos. Se trata de una comunicación viva y fluctuante que requiere de atención constante. Algo que antes resultaba gracioso, con el paso de los años, puede convertirse en un agravio. De ahí la importancia de estar conectados, en sintonía empática, escucha consciente y con discurso asertivo.

La conexión invisible

■ La empatía

La empatía es la conexión mental y afectiva con el otro. Nos permite congeniar con la otra persona demostrando un interés sincero mediante las preguntas y la escucha activa. Por ello, es imprescindible en cualquier tipo de relación afectiva. Además, la empatía sincera tiene que ver con tu honestidad emocional. De nuevo, con la valentía de hablarte a ti misma. Pues para reconocer las emociones de otra persona debes tenerlas bien identificadas en ti, con coherencia entre lo que dices y lo que sientes. Si te engañas, te blindas emocionalmente. Te cierras para protegerte, y eso hace imposible la comunicaron empática con la pareja. Al quedarte con los reproches y el dolor, te estás haciendo daño a ti misma y a la relación. Cuando no dices lo que sientes, la comunicación se vuelve una ficción, una construcción de papel que se puede incendiar en cualquier momento. Identificar la falta de empatía en la pareja es una sacudida emocional que solo se puede reparar con el perdón sincero. Por el contrario, la empatía y la comunicación positiva despierta y activa la actitud recíproca.

El caso de Antonio. Su pareja, Susana, es cinco años mayor que él. Llevan catorce años juntos. Desde hace un par de años ha bajado la frecuencia de la actividad sexual. Ahora, con la menopausia de ella, la actividad se ha reducido a cero. A Susana le duele, pero no hace nada para aliviar el malestar genital. Antonio le dice que vaya al ginecólogo y que hable con él, seguro que hay una solución. Ella responde: «Esto es lo que hay». Se niega a hablar y no empatiza para nada con el deseo sexual de su pareja. Él también añora más muestras de cariño y se lamenta del nuevo mal humor de su mujer. Antonio se está planteando la separación. «Me da pena, todo lo demás va más o menos bien. Si me separo, no sé cómo me voy a organizar económicamente. Soy joven, no pido sexo cada día...»

Susana, 53 años, y Antonio, 48 años

FORTALECER LA EMPATIA

- **Ponte en la piel de la otra persona.**
  Una de las formas más fáciles de ser empática es imaginar que estas en la posición de tu pareja. Es un buen ejercicio comprender la situación desde ti misma para comprender las emociones de la otra persona.

- **Comunica sobre sus emociones.**
  Además de escuchar y expresar a la persona que entiendes por lo que está pasando, muestra que también entiendes sus emociones. Dile cómo comprendes que se siente para que te confirme que es así.
- **Haz preguntas.**
  Preguntar te permitirá sintonizar mejor emocionalmente.
- **Evita los juicios.**
  Forma parte del respeto a la persona y a sus emociones. Se trata de acompañar sin hacer juicios ni reproches.
- **Implícate en las responsabilidades de tu pareja.**
  Asumir alguna de las tareas que hace habitualmente la pareja es una buena forma de entenderla.
- **Deseos y necesidades.**
  Considera peticiones de tu pareja tan importantes como tus necesidades. Se trata de mirar un poco más lejos de lo que es válido para ti.
- **Estar presente.**
  Estar cuando la pareja pasa por un momento complicado, aunque no puedas hacer nada, solamente acompañar.
- **Muestra benevolencia.**
  Se trata de mostrar compresión y un ánimo de generosidad hacia la pareja pero sin que te haga perder integridad.

La empatía se puede aprender. Si has tenido la suerte de crecer con unos padres que cuidaban de sus sentimientos respectivos y se respetaban, lo más seguro es que no vayas a tener miedo a conectar emocionalmente con otra persona. Si no has conocido este modelo en la infancia, es fácil que salgas corriendo de una relación cuando te piden más implicación emocional. Igual sí que quieres comprometerte, pero no sabes cómo hacerlo. Forma parte de tu autocuidado emocional explorar tus emociones evitativas para poder identificar y conectar con las emociones en los demás.

«Los seres humanos necesitamos una conexión amorosa con los demás para nuestra propia supervivencia: después de todo, biológicamente, somos animales que subsisten al estar en manada. El desprecio nos separa de la manada, nos tira hacia dentro para acabar estando solos. Dar aprecio es una de las formas más poderosas de conectar con quienes nos rodean. Nos encanta escuchar cosas buenas sobre nosotros mismos y ser vistos por el bien que hacemos en el mundo. La empatía nos acerca a los que nos aprecian y, a su vez, cuando empatizamos, nos acercamos más a los que amamos.»

JONATHAN SPENCER

Oídos abiertos

■ **La escucha consciente**

La escucha consciente también se puede aprender. Se trata de escuchar a la otra persona como si fuera una parte de nosotras, es decir, de escuchar plenamente, eliminando todos los ruidos internos, para comprender lo que nos dice y captar el estado emocional. Libre de pensamientos, sentimientos y prejuicios para empatizar emocionalmente. Evitando conversaciones internas, así como preparar la respuesta que se va a dar antes de que la persona acabe de hablar o bien interrumpir su discurso. Es una habilidad que se echa de menos en el día a día de parejas con relaciones de largo recorrido, en las que se llega a casa con el piloto automático puesto, se pregunta «¿Qué tal el día?» y se oye el «Bien, bien» habitual sin escuchar ni mirar. Necesitamos sentirnos escuchadas, y la pareja necesita saber que estamos escuchando, pues la escucha activa es bidireccional. Si no me siento escuchada, me siento ignorada, desconectada y me voy desgastando un poquito más cada día, perdiendo la ilusión. Es posible que la pareja ignore el daño que esto causa en la relación.

No obstante, a medida que la relación se va arrutinando, los diálogos también se hacen más cotidianos. Desaparece la sorpresa, y en los debates, las opiniones ya están definidas. La televisión gana terreno a las buenas conversaciones. Parece una nimiedad, pero no lo es. Sientes que no suscitas la atención de tu pareja, que lo que dices le resbala. Repites e insistes en la misma petición sin obtener respuesta. Eso desconecta del deseo sexual. Si no me atiendes, no hay conexión emocional; sin conexión emocional, no hay deseo sexual. Me refiero tanto a las cuestiones cotidianas como a las responsabilidades domésticas y a asuntos más profundos.

«Hay quien cree contradecirnos cuando no hace más que repetir su opinión sin atender la nuestra.»
JOHANN WOLFGANG VON GOETHE

Ambos interlocutores tienen que poner de su parte. Los discursos repetitivos se diluyen y pierden fuerza. Si algo es realmente importante y necesita de la atención plena de tu pareja, crea el espacio adecuado para la conversación a fin de conseguir que te preste toda su atención. Evita el barullo y las interferencias de otras personas. Expresa que para ti se trata de algo importante y que cuentas con su opinión o apoyo. ¡Reclama la atención y la escucha! Eres la responsable de tus sentimientos.

El caso de Rosa y Amador. Él grita, ella se siente pequeña. Él dice que no grita. Sus gritos alejan el deseo sexual. Cuando hay encuentros amorosos, él está más tranquilo y cariñoso. Cuando no, grita. Sin darse cuenta, lo hace y la aleja. Cada vez que Amador grita, algo se rompe dentro de Rosa, algo que es muy difícil de reconstruir.

Rosa, 39 años, y Amador, 44 años

Saber poner límites

■ La asertividad

Las peticiones no resueltas en el tiempo, poco a poco, enseñan a renunciar.

En una relación, los departamentos estancos no existen. Esta está llena de vasos comunicantes. Por eso, cuando una cuestión importante para ti queda desatendida por la pareja, se producen efectos secundarios. De forma paulatina, te acostumbras a no sentirte escuchada, y, para evitar la confrontación, asumes esa renuncia. Te sabe mal pedir que te dedique un poco de tiempo, porque si dices lo que piensas se va a enfadar, porque se puede enrarecer la relación, porque no sabes decir que no o porque no pones límites. Actúas para complacer, aunque te pongas mil excusas para justificarte, y finalmente te cuesta decir que no. Cedes y no verbalizas lo que piensas. Tienes un problema de asertividad. Es como la gota malaya: cada renuncia hace mella directa en tu autoestima. Tragas con opiniones y decisiones que no quieres, lo que alimenta el resentimiento y la rabia. Dices sí cuando quieres decir no. Tanto tragas que te empachas, y un día, sin ton ni son, explotas de la peor manera. Tendrás razón en lo que dices, pero no en los modos.

La asertividad es la capacidad para expresar tu opinión, lo que deseas y lo que sientes. De una forma tranquila. Respetando la opinión, los deseos y los sentimientos de la otra persona. Para reparar la asertividad y recuperar la autoestima perdida, hay que plantar cara al miedo a la confrontación. Ser fiel a ti misma y desdeñar la culpa. Responsabilizarte de tu derecho a expresar una opinión o un sentimiento, que son tan legítimos como la opinión o el sentimiento de otra persona. Aprender a decir no, que es una cuestión de entrenamiento. De que te escuches a ti misma decirlo. NO. Cada vez lo harás con más seguridad. Verás que no se acaba el mundo. Es posible que las consecuencias de tu negación no te gusten; son los efectos colaterales de quererte bien y ser honesta contigo misma.

Tu cambio de actitud provocará cambios en la actitud de las personas que te rodean.

El caso de Mario y Marta. Él, para evitar las disputas, calla, se mete en la cama y no sale en todo el día. Ella todavía se altera más. Los silencios hacen crecer el círculo de agresividad y malentendidos.

¿Ves el círculo vicioso? Ante un conflicto, la pareja es incapaz de resolverlo por falta de empatía. No hay conexión emocional. Se hablan mal, se hacen daño. Ninguno de los dos se pone en la piel del otro. Ese cansancio emocional sumado a la monotonía conduce a una pérdida de interés por las cuestiones de la pareja. Ya no escucho, no oigo. Aunque necesito sentirme presente en la relación, renuncio a mi demanda para evitar el conflicto. Cada vez que digo que sí, cuando quiero decir que no, estoy dañando mi autoestima. Eso me hace sentir enfadada y estoy más sensible, y vuelta a empezar con la discusión. ¡Ah! Si me preguntas por el deseo sexual, se fue por el desagüe de la pica.

COMUNICACIÓN AGRESIVA	COMUNICACIÓN ASERTIVA
Forzar tus necesidades u opiniones sobre los demás.	Expresar tus necesidades con claridad y consideración.
Intimidar y agobiar.	Tratar con respeto.
Solo tus necesidades son importantes.	Considerar las necesidades de los demás como quieres que consideren las tuyas.
Sin compromiso.	Comprometida.
Daña las relaciones.	Fortalece las relaciones.

Desemboca en falta de respeto y gritos.	Lenguaje claro y estableciendo límites.
Daña la autoestima.	Construye la autoestima.

En esta situación, es imposible disociarse de la mala comunicación, de la carencia de empatía y de los efectos de la falta de asertividad. Al mismo tiempo, el enfado convierte al cuerpo en un espacio cerrado, tensionado. Por lo tanto, el enfado, la rabia, la impotencia son la antítesis del placer: el cuerpo se cierra y se despide del deseo sexual consciente o inconscientemente, el cual necesita de armonía y conexión en la relación de pareja. La emoción dañada es imposible que conecte con el placer, que permita la penetración y que se deje llevar hasta el orgasmo. Lo que tú no decides tu cuerpo lo delata. El deseo sexual depende de ti.

ORDENAR LOS PENSAMIENTOS PARA COMUNICARTE MEJOR

Te propongo una pauta que te ayudará a ordenar tu pensamiento cuando tengas algo importante que decir. Está inspirada en las 5W que son: *who, what, when, where* y *why*. ¿Quién?, ¿qué?, ¿cuándo?, ¿dónde? y ¿por qué? Como echo de menos el ¿cómo?, lo añado de mi cosecha.

¿Quién?
Lo que tienes que decir, ¿a quién afecta? A ti, a los dos, a la familia, al trabajo, a los hijos, amigos. Por eso es importante.

¿Qué?

Concreta lo que quieres decir. Empieza por el principio. Haz un titular. Si te enrollas mucho, te pierdes. Primero el titular, y luego ya darás el resto de la información. Con el titular, sitúas a tu pareja.

¿Cuándo?

Escoger el momento adecuado es fundamental, sobre todo si es un tema delicado. Hay que buscar un rato en que haya intimidad. Cuando no estéis acompañados de nadie más. En terapia, una recomendación que hago a las parejas que tienen dificultades para encontrar espacios de comunicación es que escojan un espacio determinado del día para hablarse, que destinen un tiempo para cada uno. Es una buena dinámica para aprender a escuchar y no interrumpir el discurso del otro.

Si tu pareja está pasando por una época especialmente estresada o de inquietud, muestra empatía. Considera el nivel y valor de tus peticiones. A veces hay cuestiones que podemos resolver sin estresar o sin pasar el problema a la pareja.

¿Cómo?

Hay que abordar con claridad y en primera persona el sentimiento o la necesidad: «Cuando sucede esto... Yo me siento...».

Expón el problema o la cuestión en positivo. Si empiezas diciendo «No soporto cuando tu...», adoptas un tono negativo y de desconexión. Es mejor si dices: «Me gustaría que cuando..., tu tal...».

Conecta contigo para hablar y conectarás con la pareja, aunque sea una pareja Kit Kat. Se trata de ser sincera contigo misma. Por eso, una recomendación es que te escuches diciendo a ti misma en voz alta lo que quieras decir. Cuando nos escuchamos, los pensamientos se materializan y se transforman en algo real. Si te escuchas, verás si lo que dices es coherente con lo que sientes. Presta atención al tono y al volumen de tu voz. La mirada, los gestos de la cara y la expresividad corporal también hablan por ti, al igual que la expresión de tus manos y los dedos. Debe haber una coherencia entre lo que sostienes y lo que expresas. Si lo que dices es sincero contigo misma, tu cuerpo se expresará con esa sinceridad.

Evita mantener una conversación importante si estás enfadada. En caliente, no decimos las cosas de la mejor forma.

Pide a tu pareja que te deje hablar hasta que le cedas la palabra.

Respeta su libre albedrío. La asertividad demanda el respeto mutuo. La manipulación es tóxica. Tratar de modelar a tu pareja según el imaginario que te has construido te conducirá directamente a la decepción.

Evita las comparaciones, son odiosas.

Los reproches, menosprecios y desprecios son enfermizos, fruto del resentimiento, e impiden el crecimiento de la relación.

Contesta y evita los silencios aterradores, incendiarios. El silencio amaga el temor a decir lo que la otra persona no quiere escuchar.

Sin culpa. Sin sabotear. Sin ignorar.

¿Dónde?

Es preferible fuera del entorno habitual. Si sois de los que os subleváis con facilidad, mejor salir de casa. Un lugar público, pero con intimidad, os obligará a moderar el tono de voz. Si no es posible, podéis crear un espacio especial, por ejemplo, colocando una silla delante de la otra. Mejor siempre fuera de la cama si se trata de un tema vinculado con la sexualidad.

Sin tele. Sin móvil.

> **¿Por qué?**
> Has de exponer todas tus razones, si es posible ordenadas según tus prioridades.

Comunicarse con silencios es desgarrador. Hay muchas parejas en las que uno se expresa agresivamente y el otro contesta con el silencio. Un silencio doloroso y que todavía altera más a la otra persona Si no sabes qué decir, escribe. No hace falta gritar.

«Si quieres ser escuchado, debes poner de tu tiempo en escuchar.»
MARGE PIERCE

El caso de Rafi y Víctor. Rafi se queja de que Víctor no presta atención cuando ella habla. Por ejemplo, cuando ella llega a casa y se preguntan qué tal ha ido el día. Rafi contesta y siempre tiene la sensación de que su pareja no la escucha. Él no consigue pillar el hilo de todo lo que Rafi le cuenta. «¿Pero de qué forma habláis?», pregunto yo. Rafi dice: «Víctor me va siguiendo por toda la casa mientras yo me cambio, voy al baño o a la cocina. Se va apoyando en la puerta de cada habitación donde yo entro». ¡Claro! Imposible concentrarse así. La prescripción: «Llega a casa y ponte cómoda. Luego os sentáis en el sofá y, con tranquilidad, os explicáis cómo ha ido el día». Con este pequeño cambio en su comunicación, ambos se han sentido muy reconfortados.

Rafi, 33 años, y Víctor, 34 años

La comunicación es fundamental para transmitir la vinculación, nos conecta con los afectos y despierta las emociones. Pero tan importante es hablar bien como saber escuchar. Practicar una escucha activa y respetuosa. Dejar que la persona exponga su discurso y lo acabe. Sin interrupciones. Sin embargo, hay personas a las que les cuesta mucho hablar porque no están acostumbradas ni educadas para explicarse ni para escuchar sus sensaciones y poner palabras. Es un hábito que se adquiere con la práctica.

Dinámica de reparación de la comunicación en pareja

Rescatad de entre vuestros recuerdos un conflicto que hizo que os enfadarais mucho. Una vivencia que recordáis con ahogo por no haber podido expresar sentimientos y razones de la forma que os hubiese gustado. Una vivencia que queráis reparar.

Escribidla en un papel. Cada uno en el suyo. Tal y como os salga. No os cortéis.

Leed lo que habéis escrito en voz alta.

¿Qué harías diferente hoy?

¿Qué repetirías?

¿Reconoces el dolor de tu pareja?

¿Reconoces el dolor en ti?

Recread la situación diciéndoos y comportándoos como os hubiese gustado hacerlo.

Esta dinámica permite el autorreconocimiento de lo que hiciste bien y de lo que no. Te ayuda a darte cuenta del dolor que causaste y del que te causaron. Revivir la situación desde el reconocimiento contribuye a la reparación. Autentifica el perdón.

Cuando una pareja se daña, es preciso una reparación sincera del dolor. Pedir disculpas equivale a admitir el error: «Yo admito mi error. No quise que te sintieras mal. No quise alterar tu mundo interior». Es difícil desactivar a una persona enfadada que defiende sus creencias o sus sentimientos. No se puede debatir sobre los sentimientos. Se pueden discutir unos hechos, pero no las emociones. La reparación viene desde el perdón; es la oportunidad para llegar a las emociones después del conflicto.

Muchos de los problemas que surgen en las parejas tienen más que ver con lo que no se ha dicho que con lo que se ha dicho. Es responsabilidad nuestra expresar lo que sentimos, comunicarlo. No esperar a que por arte de magia la pareja adivine nuestro estado: «Si me quiere, tiene que saber lo que siento». Pues ya puedes esperar sentada.

La buena comunicación fuera de la cama se traduce en una buena comunicación dentro de la cama. Expresar los deseos sexuales evitando los reproches, sin exigir y sí llegando a acuerdos. Se puede negociar la frecuencia de encuentros sexuales que satisfaga las necesidades de ambos. Escoger los juegos que os apetece probar, hablar de vuestras curiosidades, de lo que os gusta y también de lo que no. Del tipo de caricias, de besos, del ritmo hasta llegar a elaborar vuestro particular libro del placer.

Si estás viviendo en una relación que no funciona, que no te gusta, que no te satisface, es tu responsabilidad cambiarla. Si te quedas de manos cruzadas, continuarás siendo infeliz, viviendo una vida oscura, lamentándote, enfermándote, sin ilusión y sin ganas. Todo por no hacer nada por solucionarlo.

No hay peor sensación que la de quedarte paralizada, la de pensar que qué hubiese pasado si... Pues avanza. Muévete. El primer paso es hablar con tu pareja. Sin culpabilidad: la relación es de los dos, los dos sois responsables. Propón cambios o terapia. Si tu pareja no cambia, cambia tú. Dirígete hacia donde quieras llevar tu vida. Arriésgate, con red de seguridad. Lo nuevo siempre será más liberador que lo que vives ahora. Desátate. No importa la edad. Merece la pena luchar por una relación, pero la lucha tiene un límite: el límite es tu salud física y emocional.

Cuando afirmo que depende de ti, no digo que tu pareja no esté implicada. Sí, claro, por supuesto que lo está. Pero tu pareja es tu elección. Y tu pareja decide si se quiere implicar en la relación o se acomoda con lo que ya tenéis. Es su responsabilidad si atiende a tus deseos y peticiones. Tú no puedes obligar a nadie a que te vea, te escuche y deje su narcisismo de lado. Depende de ti lo que decidas hacer con esa reacción. Si te resignas o te revelas. Conformándote, te sometes y entras en zona de peligro, en zona tóxica.

Veneno en la cama

■ **La relación tóxica**

Una relación tóxica es aquella en la que, de una forma u otra, una o ambas personas involucradas se hacen daño física, emocional o psicológicamente, utilizando la mentira, el chantaje, el control, el castigo, el sarcasmo o la burla. Sirviéndose del maltrato.

Esto ocurre, por ejemplo, cuando estás en una relación de pareja que te produce pena y desdicha, poca alegría y pocos buenos momentos. Sientes que te pierdes como persona y que todos tus intentos por mantener la armonía fracasan. Te vas desdibujando cada día, aunque tratas de relativizar tus sentimientos. Desde el principio, la relación nunca ha sido idílica —hay algo que no funciona—, pero has dejado de lado la intuición y confiado en que podrías cambiar a la persona. De alguna manera, la relación tóxica nos arrastra, el deseo sexual desaparece y una misma, como persona, también.

El arte de la comunicación en la relación de pareja es una habilidad imprescindible para que esta funcione. Se cultiva día a día, con atención e implicación. Las diferencias y las discrepancias son tan inevitables como necesarias. Con la pareja se debe hablar de todo. Si solamente se resaltan las cosas que van bien y se deja por decir lo que disgusta, al final lo feo acaba detonando en la propia cara, con lo que desata el círculo nocivo de comunicación.

Está lejos de mi intención escribir un manual de comunicación de pareja. Mi objetivo es ayudarte a ver lo importante que es la buena comunicación contigo misma y cómo afecta a la comunicación en la relación de pareja y en el deseo sexual.

EN POCAS PALABRAS

Cada pareja crea sus códigos de comunicación. Los primeros desencuentros son definitorios ya que, si no se resuelven equilibradamente, pueden ser la semilla que conduzca a una relación tóxica. La empatía, la escucha consciente y la asertividad son fundamentales para establecer unos patrones de comunicación saludables y que alimenten el deseo sexual. Por fortuna, la buena comunicación se puede aprender.

MIS FRASES PARA TI

- Bajo estados emocionales arrebatados, lo más fácil es echar más leña al fuego.
- Los patrones de comportamiento que se repiten una y otra vez, como los pasos de un mal baile, llevan a la relación a un empeoramiento progresivo que desencadena inseguridad emocional, afectiva y sexual.
- Cada pareja establece sus códigos de comunicación dentro de la relación y diseña su propio idioma afectivo: la suma del lenguaje verbal y del corporal.
- Cuando no dices lo que sientes, la comunicación se vuelve una ficción, una construcción de papel que se puede incendiar en cualquier momento.
- Si no me siento escuchada, me siento ignorada, desconectada y me voy desgastando un poquito más cada día, perdiendo la ilusión.

- Cada vez que digo sí, cuando quiero decir no, estoy dañando mi autoestima.
- El enfado, la rabia, la impotencia son la antítesis del placer: el cuerpo se cierra y se despide del deseo sexual consciente o inconscientemente.
- Merece la pena luchar por una relación, pero la lucha tiene un límite: el límite es tu salud física y emocional.

Clitolocalización. ¿De dónde vienen los orgasmos?

Te presento a tu clítoris, la «reina» de los orgasmos

Entre los labios

■ **El clítoris**

Estoy convencida de que, si el clítoris hablase, reivindicaría su identidad sexual femenina: «¡Hola! Soy el clítoris. Aunque me gustaría más que me llamasen "La Clítoris". Soy femenina y reina. Femenina porque solo habito en el cuerpo de la mujer. Y reina por derecho propio, soy la reina de tus orgasmos». No entiendo por qué nuestro principal órgano de placer tiene el género masculino. Por suerte, se puede dirigir a sus vecinas vagina y uretra en femenino.

Sobre el descubrimiento del pene no hay ningún dato, evidentemente. Sin embargo, dada la localización escondida del clítoris, necesitó que alguien lo descubriera. Parece que los estudiosos del cuerpo humano del siglo II a. C. ya hablaron de él. Pero fue Mateo Renaldo Colombo, profesor de anatomía y cirujano de la Universidad de Padua en Italia, quien se llevó la medalla. ¡Gracias, Mateo!

No obstante, solo conocemos la anatomía del clítoris desde 2005 por los estudios con resonancia magnética que llevó a cabo la andróloga australiana Helen O'Connell, bautizada como «la madre del clítoris». En 2009, la doctora Odile Buisson y el doctor Pierre Foldes hicieron la primera ecografía del clítoris en 3D. Actualmente, aún se sigue estudiando el clítoris.

Mi última felicitación de Año Nuevo fue una fotografía de un gran clítoris dorado que una fantástica mujer de melena azul llevaba en un estandarte. Oda al poder de la sexualidad femenina. Una prueba traviesa para comprobar cuántos de mis contactos, clientes, pacientes, familia, amigas y amigos reaccionaban a una imagen tan bella como impactante. El resultado ha sido bastante desalentador. A ojo de buen cubero, solo el 5 por ciento ha reconocido el clítoris, y la mayoría eran hombres.

El desconocimiento sobre «la clítoris» es un asunto con el que estoy especialmente sensibilizada. Hoy en día es inadmisible que una mujer no sepa que tiene un órgano llamado clítoris —cuya única y exclusiva función es la de proporcionar placer—, cómo es y dónde localizarlo. El conocimiento del propio cuerpo es inherente al conocimiento del deseo sexual y de la sexualidad. Repito conocimiento, no intuición o presentimiento. Hablo de «certeza de clítoris». Bien, pues todavía me encuentro con mujeres de todas las edades que lo ignoran. Espero que, por lo menos para ti, el clítoris deje de ser un desconocido. Para ello, vamos a hacer una radiografía de este órgano.

Localizar el clítoris es bastante sencillo, no necesitas un GPS. La parte visible del clítoris es una pequeña protuberancia situada en la unión de los labios vaginales, bajo el pubis o monte de Venus. Si bajas la mano en vertical desde el ombligo hasta la vulva, enseguida lo encontrarás. Esa pequeña bolita es solo la punta del iceberg. El 90 por ciento del tamaño del clítoris se esconde dentro del cuerpo femenino, y en total mide de 10 a 17 centímetros. Para que te hagas una idea, cosas que pueden tener la misma longitud

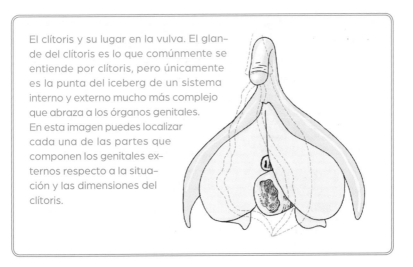

El clítoris y su lugar en la vulva. El glande del clítoris es lo que comúnmente se entiende por clítoris, pero únicamente es la punta del iceberg de un sistema interno y externo mucho más complejo que abraza a los órganos genitales. En esta imagen puedes localizar cada una de las partes que componen los genitales externos respecto a la situación y las dimensiones del clítoris.

que un clítoris son, por ejemplo: el ratón del ordenador, un paquete de tabaco o la carta de una baraja.

El clítoris está formado por las raíces, los bulbos, el tronco y el glande. La parte que ves del clítoris es el glande. Más o menos, mide un centímetro, como un guisante, y se sitúa por encima de la uretra. El glande está total o parcialmente cubierto por un capuchón protector, también llamado prepucio. La capucha del clítoris se forma de la unión de los labios menores. A diferencia del resto del clítoris, el glande no se hincha ni crece durante la excitación, pues no contiene tejido eréctil. El tronco del clítoris se extiende hacia el interior del cuerpo dividiéndose en dos raíces que rodean a la uretra y a la vagina. Del mismo lugar donde nacen las raíces, brotan dos bulbos vesiculosos. Estos se prolongan por las paredes de la vagina, se extienden bajo el hueso púbico y pasan por la vulva. Acaban al final de los labios, en el ano. El clítoris está compuesto de tejido eréctil grueso y altamente placentero. Envuelve a la vulva y el suelo pélvico. Durante la excitación, la sangre fluye hacia el clítoris y los cuerpos esponjosos del tejido eréctil se llenan de sangre. El clítoris excitado casi triplica su tamaño.

Dibuja un clítoris

Una bonita manera de visualizar tu clítoris y no olvidar su forma es dibujarlo. Vamos a ello.

Imagina una personita. Dibuja una cabeza pequeña y con forma de huevo (el glande del clítoris). Casi sin cuello (tallo), de la cabeza nacen dos piernas separadas y con forma de lágrima alargada (vulva vesicular). De la misma cabeza de huevo también le nacen los brazos largos y delgados que llegan hasta los pies (las raíces). Acabas de dibujar un clítoris.

Puedes colgar el dibujo con un imán en la nevera. Espera a que te pregunten qué es, y cuéntalo. Vas a ver muchas caras de sorpresa.

«El placer no es sino la felicidad
de una parte del cuerpo.»
PETRUS JACOBUS JOUBERT

La erección de los cuerpos cavernosos se alcanza en tres fases: latente, turgente y rígida. Los bulbos vesiculares (las piernas del clítoris) causan contracciones orgásmicas vaginales a través de la contracción rítmica de los músculos bulbocavernosos. Estos pequeños músculos rodean el glande del clítoris e intervienen en la micción. Debido a la irrigación sanguínea durante la excitación sexual, los labios menores se vuelven más turgentes y duplican o triplican el volumen. El cuerpo esponjoso de la uretra femenina también se hincha durante la excitación sexual. Por lo tanto, ya ves que la erección femenina es muy parecida a la erección masculina. ¡Nosotras también necesitamos que se nos levante!

Para acabar este recorrido didáctico sobre el clítoris, nos queda lo mejor. Su sensibilidad. El clítoris está formado por entre 8.000 y 10.000 terminaciones nerviosas o captadores sensoriales: una barbaridad para la dimensión que tiene. Es el órgano con más terminaciones nerviosas de nuestro cuerpo, el más sensible. Para que te hagas una idea, el glande del pene —el homólogo del clítoris— solo tiene entre 3.000 y 4.000 terminaciones nerviosas. El clítoris, más del doble.

> «¿Por qué la gente dice "ten un par de huevos"?
> Los huevos son débiles y sensibles. Si quieres ser
> duro, ten una vagina.»
> BETTY WHITE

Vagina y meato urinario forman parte del trío inseparable en el viaje de placer del clítoris. La longitud media de la vagina en reposo es de entre 7 y 8 centímetros. Su orientación es oblicua, hacia abajo y hacia delante. ¡La vagina no es recta! Es como un tubo plano que va de delante hacia atrás. El diámetro varía según la capacidad para estirarse del periné, que es el músculo que va desde el pubis hasta el ano. Cuanto más tonificados están los músculos, mayor capacidad para contraer y relajar la vagina durante la penetración. Sus paredes se mantienen en contacto hasta el *cul-de-sac** y el cuello del útero. La vagina es una cavidad cerrada. ¡Nada de lo que entres te va a salir por la boca! Es muy elástica, tanto que permite el paso del bebé en el parto. La actividad sexual mantiene en buen estado la elasticidad vaginal. En cambio, la escasez de actividad conduce progresivamente a su atrofia. Cada vagina es diferente: su tamaño depende de las fibras musculares y de la anchura, pero también de la edad y del uso que hagas de ella. Una musculatura pubocoxígea bien tonificada mejora su sensibilidad interna y la del clítoris. No obstante, la parte sensible de la vagina se encuentra en el primer tercio de la entrada, si bien en realidad es bastante insensible. Si eres de las que se dice a sí misma «yo soy de orgasmos vaginales», ya puedes empezar a qui-

---

* *El* cul-de-sac *es la «calle sin salida» que se encuentra entre la vejiga y el útero. También llamado saco de Douglas.*

tarte esa etiqueta de la cabeza. ¿Tienes orgasmos vaginales o clitorianos? Uno de mis lemas es: «Venga el orgasmo, venga de donde venga». Ya te anticipo que no se trata de una dicotomía: aunque en todos ellos interviene S. M. la reina Clítoris, también cuentan otros factores. Más tarde hablaremos de orgasmos, ahora vamos a seguir con la anatomía.

«Da miedo decir la palabra *vagina*. Al principio tienes la sensación de estar atravesando violentamente una barrera invisible. Vagina. Te sientes culpable e incómoda, como si alguien fuese a derribarte de un golpe. Entonces, después de haber dicho la palabra cien o mil veces, se te ocurre que es tu palabra, tu cuerpo, tu lugar más esencial. De repente te das cuenta de que toda la vergüenza y la incomodidad que has sentido hasta entonces al decir la palabra ha sido una forma de silenciar tu deseo, de minar tu ambición.»

EVE ENSLER

No existen estudios científicos que demuestren la existencia del punto G. Ahí lo dejo. Pero, entonces, ¿todas las mujeres que manifiestan sentir una sensibilidad especial en esa zona mienten? ¡No! Sí que sienten esa sensibilidad, que es producto del humilde clítoris. De hecho, por la forma y la localización del clítoris, hay una zona de conexión entre la parte interna de este y la zona vaginal, el llamado «punto G». No se trata de un punto concreto, ni está en un lugar específico, ni es un órgano diferente. Por eso a mí me gusta más hablar de la «zona G», que está situada dentro de la vagina y puede variar de una mujer a otra dependiendo del tamaño de su clítoris y de la misma vagina. Además, es una parte que se mueve debido a las contracciones de los músculos durante la excitación sexual. Con la penetración vaginal o la presión digital, las ramas del clítoris descienden hacia la zona vaginal. El punto G es el lugar idóneo para estimular todo el clítoris.

Abrazando a toda la vulva tenemos los labios mayores y los labios menores. Los primeros, los labios mayores, son dos pliegues carnosos de piel que definen la hendidura vulvar al tiempo que rodean y protegen la parte más delicada de la vulva. Cubiertos de vello desde la pubertad, se extienden verticalmente desde el límite con el monte de Venus hasta el perineo. Están formados por tejidos grasos con una gran circulación sanguínea, lo que hace que sean muy sensibles a las caricias. Su color cambia con la edad y, por supuesto, en cada mujer. Excitados, tienden a abrirse y a mostrar el interior. Los segundos, los labios menores, son como pétalos curvilíneos, brillantes y con forma irregular. A veces su tamaño sobrepasa al de los labios mayores; no hay medidas estándar. De hecho, sus dimensiones y formas son tan personales y únicas como las huellas dactilares. Poseen un núcleo de tejido esponjoso con numerosos vasos sanguíneos pequeños y sin células grasas. La piel que los cubre tiene innumerables terminaciones de nervios sensoriales, lo que los hace altamente receptivos a la caricia erótica. También llamados «ninfas», los labios se unen por encima del clítoris, formando un pliegue de piel denominado «capuchón clitorídeo». A cada lado de los labios se

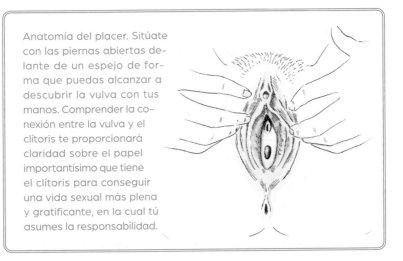

Anatomía del placer. Sitúate con las piernas abiertas delante de un espejo de forma que puedas alcanzar a descubrir la vulva con tus manos. Comprender la conexión entre la vulva y el clítoris te proporcionará claridad sobre el papel importantísimo que tiene el clítoris para conseguir una vida sexual más plena y gratificante, en la cual tú asumes la responsabilidad.

encuentran las glándulas de Bartolino, que comunican con pequeños conductos que desembocan en la superficie interna de los labios y segregan unas gotas de fluido que lubrican los labios durante el acto sexual

Completamos el trío con la uretra o punto U. U de uretra. Es por donde sale la orina, que no es la vagina. El punto U es la zona que rodea la abertura de la uretra, y es especialmente sensible al estar formada por el tejido eréctil esponjoso del clítoris. Durante la excitación también se irriga y se sensibiliza. Las mujeres con el clítoris muy sensible sienten más placer con la estimulación de esta zona de alrededor de la uretra y los labios menores. La uretra también es la responsable del *squirting* o eyaculación femenina, ya que, como indican los estudios de la próstata femenina, las mujeres tenemos glándulas uretrales —algunas en gran cantidad y otras menos—; eso nos permite descargar este fluido prostático a través de la uretra, descarga que puede coincidir con el orgasmo, o no. Es decir, todas tenemos glándulas uretrales, pero no todas tenemos las suficientes para eyacular. No le doy más bola al tema: entre los orgasmos de clítoris, los orgasmos vaginales, los puntos G y U y el *squirting* nos ponemos tanta presión encima que esta aleja el deseo. Si te apetece explorar tu eyaculación, ¡adelante! Solo te pido que seas condescendiente contigo misma.

No me olvido del ano y el recto. Aunque sabes dónde están, te los sitúo: el ano se encuentra entre el final del coxis y el final del periné. El recto es la continuación del ano y conecta con el intestino grueso. El conducto anal mide entre 2 y 3 centímetros, y el recto, entre 10 y 12 centímetros. Constituye una imprescindible parte del cuerpo, pues es por donde expulsamos las heces tras la digestión. El recto se convierte en ano, el cual está rodeado de la musculatura pélvica responsable del control de dos esfínteres: el interno y el externo. El recto y el esfínter anal interno están controlados por un canal nervioso simpático y parasimpático, cuyos movimientos son involuntarios, mientras que el esfínter externo tiene una nervatura voluntaria. El ano cuenta con una mucosa altamente sensible y astringente. Los bulbos vesiculosos del clítoris también llegan hasta la zona anal.

Hay que hacer una mención especial al monte de Venus, un triángulo de tejido adiposo que cubre la pelvis formando una especie de esponjilla. Sirve para amortiguar los empujes durante el coito. Cuenta con numerosas terminaciones nerviosas conectadas con su vecino, el clítoris.

Vulva, vagina, clítoris y ano funcionan armoniosamente impulsados por el nervio pélvico o pudendo. Desde la médula espinal, el nervio pudendo es el encargado de conectar clítoris, vagina, periné, punto G, punto U, cérvix, útero, ovarios y ano al tiempo que transmite los impulsos nerviosos que producen el placer. Estos impulsos nerviosos llegan al cerebro, que los devuelve a nuestros genitales con nuevos impulsos.

> «Una de las múltiples cosas increíbles de nuestro maravilloso nervio pélvico y sus bellas y numerosas ramificaciones es que es completamente diferente en cada mujer que existe en la tierra, no hay dos mujeres iguales.»
> NAOMI WOLF

El funcionamiento del nervio pélvico nos hace distintas a todas. Sus ramificaciones se distribuyen caprichosamente en los genitales femeninos. Las mujeres que tengan poca inervación en la vagina van a sentir mucho más placer con la estimulación del clítoris.

Las que tengan más inervaciones en la zona vaginal disfrutarán mucho más de los juegos con penetración, y no tanto del clítoris, mientras que aquellas que concentren más ramificaciones del pudendo en la zona anal gozarán especialmente con la penetración anal. Si las conexiones neurales pélvicas se encuentran más cerca de la superficie, habrá mucha facilidad para alcanzar el clímax. En cambio, si las conexiones están a mayor profundidad, necesitaremos más tiempo para llegar al orgasmo. A este cóctel de sensibilidades tenemos que añadir los factores biológicos, culturales y ambientales. Como puedes ver, en la sexualidad femenina las etiquetas no valen para nada. Hay tantas etiquetas «yo soy...» como mujeres en el mundo.

Por norma general, la mujer tarda más que el hombre en entrar en contacto con sus genitales. El clítoris se descubre por serendipia o porque se busca a propósito. No obstante, tan solo abrir las puertas al autoplacer ya se conocen las bondades de los genitales.

Puedo llegar a entender que en pleno siglo xxi haya mujeres que no sepan de su clítoris. Pero me cuesta mucho más comprender que en circunstancias normales una mujer sienta asco de sus genitales, que los considere algo feo, un lugar ajeno a su cuerpo. Sabemos dibujar perfectamente un pene; en cambio, con la vulva puede haber dificultades. No es necesario que te gusten tus genitales, pero sí que los aceptes y que los reconozcas como una parte más de tu cuerpo. Maltratarlos o ignorarlos es una falta de respeto hacia ti misma y a tu templo vital. Además, es una gran contradicción. Somos capaces de abrirnos de piernas y ofrecer el coño a una persona desconocida durante un encuentro casual, pero somos incapaces de tratar a nuestros genitales como el regalo que son. ¿Cómo lo ves?

«NUNCA HE MIRADO MI VAGINA»

Aunque parezca mentira, casi un 60 por ciento de las mujeres que asisten a una reunión Tapersex® reconoce no mirarse habitualmente sus genitales con un espejo, lo que quiere decir que desconoce la zona del cuerpo que más placer produce. Esta vivencia negativa contribuye a una sexualidad insatisfactoria. Más de una mujer se ha visto la vulva por primera vez en el momento de la menstruación, cuando no hay más remedio si se quiere atinar a la hora de introducir el tampón.

Los médicos ginecólogos pueden hacer una gran labor para remediar la distancia psicológica que muchas mujeres presentan con sus vaginas. ¿Cómo? Ofreciendo un espejo durante la revisión para que la mujer observe el examen que se le realiza y aprenda a conocer sus genitales a la vez que el médico le explica qué le hace.

En la medida en que las mujeres seamos capaces de aceptar nuestros órganos genitales tal y como son, en la medida en que seamos capaces de sentarnos de forma relajada en un lugar cómodo y simplemente mirar nuestra vagina, contemplarla, aprendiendo a cuidarla, a limpiarla y a acariciarla, vamos a ser capaces de crear toda una comunidad de mujeres responsables con su condición y orgullosas de su cuerpo en su totalidad, sin que quede ni un ápice del cuerpo que no reconozcan.

El saludo a la vulva

Es el momento de saludar a tu vulva. No hay ninguna excusa para no saber dónde está el clítoris y no reconocer tus genitales. Espero no sea tu caso, pero si todavía no te has mirado, ya es hora de que lo hagas.

- Coge un espejo de tocador que puedas manipular con una sola mano. Si tiene aumento, mejor.
- Escoge un lugar tranquilo donde nadie te pueda molestar. Con buena iluminación, y si te apetece, algo de música.
- Desnúdate de cintura para abajo y siéntate en una posición que te permita visualizar perfectamente tus genitales. Ponte cómoda.
- Con el espejo, míralos y tócalos con sensibilidad, con amor. Aunque yo soy más de espejo, si la posición te resulta incómoda, hazte una foto con el móvil; la podrás ver ampliada.
- Identifica cada parte.
- Aproxima tu mano a los labios mayores o externos. Acerca el espejo y obsérvalos. Aprecia su color y su forma. Ábrelos, distinguirás los labios menores.
- Localiza el clítoris. Tócalo lentamente y verás cómo la capucha que viste el clítoris reacciona y el clítoris se vuelve más sensible.
- Distingue el clítoris de meato urinario y de la entrada de la vagina.

Recréate y disfruta en cada una de las partes todo el tiempo que necesites. Es tu cuerpo, forma parte de ti.

LA TEORÍA DE MARIE

Marie Bonaparte, la biznieta de Napoleón, solo llegaba al orgasmo con estimulación directa del clítoris, nunca con la penetración. A principios del siglo xx entrevistó a 243 mujeres para estudiar la distancia métrica en la zona. La teoría de Marie era que cuando el clítoris está situado cerca de la vagina se experimentan orgasmos con más facilidad durante la penetración. En 2011, los investigadores Kim Wallen y Elisabeth Lloyd dieron la razón a Marie al concluir, con su propio estudio, que la distancia entre la vagina y el clítoris podría ser un factor implicado en la frecuencia de orgasmos durante la penetración.

¡Una buena noticia! El clítoris no envejece. En condiciones normales, no pierde funcionalidad. Los orgasmos no se acaban nunca. La respuesta sexual del clítoris y el orgasmo femenino casi no se verán afectados por el paso de la edad. Claro, hace falta que mantengas el complejo engranaje de los genitales femeninos en forma, que no se paralicen, que los utilices.

Por eso es tan importante que aprendas a disfrutar de tu clítoris. El mimo y el uso frecuente son imprescindibles para mantener activo el clítoris toda la vida. Empodérate con tu clítoris desde ahora; empieza una labor de prospección de tu placer.

EN POCAS PALABRAS

Considerar tus genitales como una parte más de tu cuerpo te empodera sobre tu deseo y tu sexualidad. Cuanto más conozcas la capacidad de tu anatomía del placer, mejor vas a disfrutar de una sexualidad saludable y del poder de tus genitales. El clítoris no envejece nunca, así que cualquier momento es bueno para empezar o para seguir disfrutando de la reina del placer.

MIS FRASES PARA TI

- Hay tantas etiquetas «yo soy...» como mujeres en el mundo.
- Somos capaces de abrirnos de piernas y ofrecer el coño a una persona desconocida durante un encuentro casual, pero somos incapaces de tratar a nuestros genitales como el regalo que son.
- En la medida en que las mujeres seamos capaces de aceptar nuestros órganos genitales tal y como son, en la medida en que seamos capaces de sentarnos de forma relajada en un lugar cómodo y simplemente mirar nuestra vagina, contemplarla, aprendiendo a cuidarla, a limpiarla y a acariciarla, vamos a ser capaces de crear toda una comunidad de mujeres responsables con su condición y orgullosas de su cuerpo en su totalidad, sin que quede ni un ápice del cuerpo que no reconozcan.
- El mimo y el uso frecuente son imprescindibles para mantener activo el clítoris toda la vida.

Nunca es tarde para masturbarte

«Antes estaba convencida de que la masturbación llevaba al sexo. La próxima vez que alguien te pregunte: "¿Cuándo tuviste tu primera experiencia sexual?", deberías responder que tu primer contacto con el sexo fue la masturbación.»

BETTY DODSON

Aunque seguramente no es necesario, te explico que la masturbación es el acto de estimular los propios genitales a fin de conseguir placer sexual. Es una vivencia sexual. Responde a la capacidad que tenemos todas las mujeres de proporcionarnos placer a nosotras mismas estimulando, como nos apetezca, las zonas erógenas. La masturbación es una maravillosa forma de conocer el propio cuerpo y disfrutarlo, de descubrir tus zonas erógenas e identificar el camino hacia la excitación al reconocer lo que necesitas para complacerte.

Durante años, la masturbación femenina ha sido estigmatizada. La localización escondida del clítoris femenino ha colaborado a que no se hable de su estimulación. Bueno, y toda la historia que llevamos en las venas. Samuel-Auguste Tissot, un importante médico suizo, desarrolló una teoría que avalaba que el sexo, y especialmente la masturbación, podía destruir el cerebro y el sistema nervioso, e incluso conducir a la ceguera y a la locura. Como es evidente, la Iglesia apoyó encantada la teoría, tanto que, en la Inglaterra victoriana, la masturbación era considerada una perversión patológica. La ciencia y la Iglesia se unieron para desacreditarla, y tanto daño hicieron que todavía arrastramos sus prejuicios.

GRACIAS A LA HISTERIA

La histeria es una enfermedad que ya ha desaparecido. Los egipcios la mencionaban en los papiros. Platón e Hipócrates también hablaron de ella. Creían que el útero no se mantenía quieto dentro del cuerpo de la mujer, que se movía, y cuando realmente provocaba dolor, era cuando llegaba al pecho. Eso despertaba la histeria o sofocación de la matriz. En realidad, el dolor era provocado por la abstinencia sexual y por la retención de la energía sexual femenina. Una de las formas de curar la enfermedad consistía en hacer un masaje en la vulva. En el año 653, había mujeres, como las comadronas, que hacían este masaje con aceites a mujeres vírgenes, monjas y viudas, raramente a mujeres casadas. En el siglo II, Galeno afirmó que la histeria era una enfermedad provocada por la carencia de actividad sexual. En el siglo XIX la histeria se convirtió en una auténtica plaga. Ansiedad, irritabilidad, fantasías sexuales... Todo venía de útero. Aunque no era una enfermedad mortal, necesitaba tratamiento. Los médicos y las comadronas se esforzaban en hacer el masaje manual en las mujeres presas de la histeria. Suerte que llegó el doctor Joseph Mortimer Granville, que, cansado de tener agujetas en las manos, inventó y patentó el primer vibrador electromecánico con forma de pene. El gran invento para aliviar la tensión y la ansiedad femenina. Para tu información, el vibrador se inventó nueve años antes que el aspirador y diez años antes que la plancha. En los años cincuenta, la Asociación Americana de Psiquiatría declaró que la histeria no era una enfermedad. Suerte que nos quedó el vibrador.

Un poco más tarde, Sigmund Freud, digno heredero de la moral victoriana, definió la masturbación como un hábito infantil que podía llegar a provocar neurastenia y otras patologías. Decía de la masturbación: «Pervierte el carácter en más de un sentido, pues lo acostumbra a alcanzar fines importantes sin esfuerzo alguno, por caminos fáciles y no mediante un intenso desarrollo de energía, y, en segundo lugar, eleva el objeto sexual, en sus fantasías concomitantes a la satisfacción, a perfecciones difíciles de hallar luego en la realidad». Pues sabes, casi le doy la razón a Freud. Lo de perversión no me gusta nada, pero sí la idea de que la estimulación lleva por un camino fácil de autoconocimiento para alcanzar fines importantes. Y mejor que tú no te va a conocer nadie, oye, pues tiene razón. No le veo nada malo, más bien todo lo contrario.

Sin embargo, a pesar de que la masturbación ha ido ganando terreno en la normalización, todavía quedan secuelas. La Iglesia católica, en su nuevo catecismo, considera la masturbación como «la excitación voluntaria de los órganos genitales a fin de obtener placer venéreo[...]. Sin ninguna duda, la masturbación es un acto intrínseca y gravemente desordenado». ¡Se me revuelve todo al leerlo!

La verdad, otro gallo cantaría si curas y monjas se pudiesen masturbar. Se evitaría mucho miedo, miedo y más miedo. El miedo y el analfabetismo sexual son dos buenas herramientas para controlarnos y subordinarnos. Pero es evidente que la masturbación es un derecho que tenemos que seguir educando. Forma parte del autoconocimiento y de la responsabilidad sobre nuestro propio placer, por lo que favorece la salud emocional y sexual. Y desde luego, es una opción libre: puedes no masturbarte, pero en este caso que sea por elección consciente y no porque no te atreves a tocarte, te da asco tu propio cuerpo o nunca lo has hecho.

En este punto, creo ya ha llegado el momento de dejar de comparar la masturbación masculina con la femenina. Ya sabemos que el hombre tiene sus genitales expuestos y que tocarse es una práctica normalizada; por ello, esta es la única mención que voy a hacer. Pero nuestra sexualidad no se sustenta por oposición a la de los hombres. Es necesario deshacerse de esta creencia para comprender el poder femenino. Ya basta; no tiene sentido respaldarse en esa excusa para renunciar a la masturbación y a la responsabilidad sobre el propio cuerpo. Debemos dejar de comparar nuestra masturbación con la de ellos.

En definitiva, el autoplacer es un instrumento de autoafirmación sexual, de reconocimiento de la libertad y la autosuficiencia sexual. Es tan importante que sepas cómo masturbarte y que conozcas de pe a pa tus genitales como que te permitas la libertad de tocarte. Si no dependes de nadie para lograr tus espacios de placer, serás mucho más exigente y respetuosa contigo a la hora de iniciar una relación o de perpetuar una que te perjudica. Este mensaje deberíamos pasárnoslo de una mujer a otra, lo mismo que una receta de cocina. Igual que ahora yo te lo estoy diciendo a ti, mi querida lectora. El placer se aprende y la libertad del placer, también. Me gustaría que les transmitieses el mensaje a las mujeres que estimas. Y en especial a las más jóvenes, que sepan que el placer empieza por ellas mismas, que antes de relacionarse con otra persona deberían ser autosuficientes sexualmente. Pero también podemos empezar a hablar un poco más de masturbación entre nosotras. A veces somos las mismas mujeres quienes lo convertimos en un tema tabú excusándonos en que hemos recibido una educación diferente. De esa manera, perpetuamos el patriarcado y reforzamos el yugo de la sumisión del modelo sexual masculino. Ojo, yo no tengo nada en contra de los hombres, al contrario. Pero la masculinidad mal entendida limita nuestra libertad y es una forma de dependencia incluso para los hombres.

Por desgracia, muchas generaciones de mujeres han recibido una educación que teñía el placer de culpa y pecado, al tiempo que se cultivaba el pudor y la desinformación, cargándolo así de un tono gris y feo totalmente evitable. Las niñas así criadas se convierten en mujeres adultas que ceden la responsabilidad de su placer a las habilidades de su pareja. Que entienden el coito como la única forma de expresión sexual. Hoy en día, una mujer madura es responsable de su propio placer, si desea ocuparse de él. Sin embargo, me preocupan mucho más las adolescentes, esa parte de las nuevas generaciones que crecen a ritmo de reguetón con letras totalmente machistas y cosificadoras de su cuerpo, con mensajes de control, amenazas e insultos. Eso sí que es una auténtica vuelta atrás.

«Empecé a masturbarme de mayor. Nunca pensé que lo haría. Fue después de leer un artículo en una revista femenina. Primero lo hacía con la mano. Ahora, siempre con un vibrador. La masturbación me ha dado libertad y me ha permitido descubrir que mi cuerpo tiene unas posibilidades que desconocía.»

Vera, 73 años

Aprender a alcanzar el orgasmo con la masturbación es una poderosa herramienta de confianza y de seguridad en tu propia sexualidad. Te ayuda a conocer tu geografía sexual. Comporta mucha más responsabilidad sobre tu propio placer, pues lo cierto es que es irresponsable esperar a que sea otra persona la que descubra los puntos neurálgicos de nuestro placer sexual. Además, cómo experimentamos el placer va cambiando con los años y con la propia experiencia, así que ese memorándum de tu placer solo lo puedes tener tú. Es mucho más fácil mostrarlo que recorrerlo desde el principio.

Hay mujeres que solamente se masturban cuando no tienen pareja. Existe la creencia de que el coito proporciona suficiente estimulación para llegar a la máxima satisfacción. Y ellas piensan que la masturbación reduce el deseo sexual y que es un engaño hacia la pareja, una traición. Que se trata de un acto de egoísmo, y se sienten mal. Así, limitan las experiencias sexuales por propia elección y por seguir creencias erróneas. Insisto: si la elección es meditada, fenomenal. Pero si tomas esta decisión porque te parece que es como tiene que ser, ¡tírala a la basura y ve a masturbarte! Nada tiene que ver con que tengas una relación satisfactoria en pareja; es un acto de amor a ti misma.

En el juego de la masturbación, el tiempo y la intimidad son fundamentales, así que tómate tu tiempo. Medio minuto u horas. Si vas con el cronómetro puesto, será difícil que te concentres en las sensaciones. Busca un espacio tranquilo, con intimidad, sin interrupciones.

Todas las técnicas son válidas. Tanto si te autoestimulas con las contracciones de tu musculatura del suelo pélvico, como si lo haces cruzando las piernas y frotando, con los dedos, con la mano, con un cojín, con un vibrador... Todo vale. Por lo general, el objetivo de la masturbación es el orgasmo, así que buscamos el camino más fácil y efectivo. No obstante, de vez en cuando es recomendable explorar nuevas formas de masturbación para abrir tu horizonte de placer. La variación y la forma de masturbarte te proporcionarán un conocimiento más íntimo de tu propio cuerpo.

En el caso de que seas de esas mujeres que únicamente alcanzan el orgasmo con la masturbación, no te preocupes. Ya sabes: «El orgasmo que venga, venga de donde venga, pero que venga». No te agobies, no es ningún problema si para ti no lo es. Los límites te los pones tú. Y si deseas explorar otras sendas para alcanzar el orgasmo, ábrete a nuevas formas de estimulación. Seguro que al principio tardarás en conseguir el objetivo, pero si perseveras, el orgasmo llamará a tu puerta.

> «Ninguna mujer tiene un orgasmo limpiando
> el suelo de la cocina.»
> BETTY FRIEDAN

Durante todos estos años, me he encontrado con mujeres que explican que la masturbación en solitario les produce tristeza. Piensan en esta como un premio de consolación por no tener pareja, no como un derecho, un deber e incluso una obligación. No hace falta tener una pareja para estar completa. Somos naranjas enteras y autosuficientes. Compartir la sexualidad con otra persona es genial, pero no imprescindible para disfrutar de una sexualidad saludable y alejada de la frustración. Una relación de pareja es fantástica, y será todavía mejor si tú mantienes tu poder sexual sano y en tus manos.

La masturbación constituye un camino fácil para llegar al orgasmo y te ayuda a reconocer la senda para alcanzar el clímax. Aunque, si no tienes un orgasmo, no pasa nada. La masturbación necesita tiempo. Cuando miras porno, ellas se masturban o las masturban, y en un momento, ya están. ¿Crees que en la realidad es así?

Trabajando en terapia con mujeres con anorgasmia,* he detectado que el 99 por ciento de ellas no se han masturbado nunca. No tienen una buena relación con sus genitales. Y si se han tocado,

---

* La anorgasmia se refiere a la incapacidad para alcanzar el orgasmo. Puede ser primaria, si la mujer nunca ha tenido un orgasmo, o secundaria, si la mujer podía alcanzarlo, pero ya no puede, o bien situacional, cuando la mujer solo alcanza el orgasmo en determinadas circunstancias.

lo han hecho durante poco tiempo. Con prisa, sin relajarse y con las expectativas muy altas.

«Me encanta masturbarme en la ducha. Lo descubrí por casualidad. Tengo una alcachofa que saca el agua a chorros con mucha fuerza. Me la pongo a la temperatura que me apetece, abro las piernas y a disfrutar. La mayoría de las mañanas salgo de casa con los deberes hechos.»

Sandra, 33 años

Que la masturbación nos proporcione placer es un motivo más que suficiente para aficionarse. En cualquier caso, insisto: el autoerotismo es una opción más que te permite gozar de tu sexualidad, mantener tus genitales en forma y en buen tono tu deseo sexual. La elección depende de ti.

Si nunca te has tocado o hace tiempo que no lo haces, quizá ha llegado el momento. No soy muy amiga del paso a paso en la masturbación, creo que es limitante. Si te ciñes a un esquema creado por otra persona, no sabrás cómo es tu paso a paso personal. Más abajo encontrarás una pequeña pauta. Si quieres más información, búscala. Las redes están llenas de vídeos y artículos ilustrativos. Quédate solo con lo que te interese. También te digo que lo más importante es concentrarte en tus sensaciones y permitírtelo. Mis recomendaciones básicas son: busca un espacio de intimidad libre de interrupciones, tómate tu tiempo y utiliza lubricante para que tus dedos se deslicen fácilmente por tus genitales.

LA MASTURBACIÓN POR PRESCRIPCIÓN FACULTATIVA
LOS BENEFICIOS DEL AUTOEROTISMO

Alivia el síndrome premenstrual.
Antes de dormir, facilita el sueño.
Da autonomía y autoconocimiento de placer.
Favorece la confianza en tu capacidad de placer.
Desbloquea la energía sexual creativa.
Permite disfrutar de tu cuerpo y sus sensaciones.
Tiene efectos positivos sobre la autoestima.
Da empoderamiento sexual.
Permite empoderarte de tu cuerpo, conocer los límites.
Evita los embarazos indeseados y las enfermedades de transmisión sexual.
Libera las tensiones.
Mantiene en buena forma los genitales.
Mejora la selección de futuras parejas.
Proporciona placer sin compromiso, solo contigo.
Porque te apetece.
Refuerza la seguridad en tu respuesta sexual.
Regula los niveles de estrés.
Proporciona un sentimiento de liberación.
Te enseña sobre ti misma.
Te puedes pasear un buen rato en el jardín de los orgasmos.
Dejarás de estar pendiente de la imagen corporal para concentrarte en las sensaciones.

Soy defensora acérrima de los vibradores. Constituyen un transporte seguro hacia el orgasmo. Pero si es la primera vez que te masturbas, mejor hazlo con la mano. Se trata de sentir los genitales, de conectar con ellos. De escuchar a tu clítoris, entender a la vulva. De reconocer los cambios que suceden a medida que te vas excitando.

Ha llegado el momento: me gustaría que bajases tu mano y empezases a juguetear con tu vulva.

Coreografía digital

El objetivo de esta dinámica es la reconexión genital. La primera intención no es la de experimentar el orgasmo, pero si sucede, bienvenido sea.

Busca un espacio íntimo, con una buena temperatura, un espejo y un lubricante a tu gusto.

- Resérvate un tiempo. Una hora sería genial.
- Desnúdate. Ponte con el ánimo erótico.
- Recurre a tu imaginario, a un recuerdo sensual, a fantasías íntimas o a una peli porno. Un estímulo externo. También puede ser un aroma o una música.
- Lubrica generosamente las manos y la zona exterior de los genitales.
- Identifica el clítoris. Puedes ayudarte con el espejo.
- Reconoce los labios mayores y los labios menores.
- Acaricia el clítoris con suavidad. Concentra tu atención en lo que siente tu cuerpo a la vez que respiras profundamente. Separa tus dos dedos en forma de V y pásalos por los lados del clítoris.
- Identifica el meato urinario, la uretra. Acaricia la zona presionando suavemente.
- Desplaza tu mano hacia la entrada de la vagina y acaríciala por fuera. Respira.
- Acaricia tu vientre y tu pecho. Reconoce la sensibilidad de los pezones.
- Escucha tu respiración y las sensaciones en tu boca.
- Vuelve poco a poco a tu clítoris. Concéntrate en las sensaciones. Estimula su glande delicadamente y ve aumentando la presión de forma progresiva. Busca el punto y la fricción de ma-

yor estimulación. Puede ser el glande, el tallo, a los lados o justo en los labios menores.

- Acaricia la zona más placentera deslizando los dedos de arriba abajo, de lado a lado o en círculo. Identifica las sensaciones que te provoca cada uno de estos bailes digitales. Escucha si los movimientos se quedan en una sensación o suben la excitación.

- Introduce uno o dos dedos dentro de tu vagina y muévelos en dirección al clítoris. Varía la profundidad de la penetración de los dedos. Identifica la sensación y respira. Si te produce más placer, quédate ahí y mueve tus dedos atendiendo a la sensación más placentera.

- Con los dedos dentro de la vagina, trata de estimular el clítoris con el pulgar.

- Vuelve a la zona genital que más placer te haya provocado y masajéala con una presión y un ritmo constantes.

- Respira y continúa hasta alcanzar un buen nivel de excitación o el orgasmo.

- Repite este ejercicio durante una semana; verás que cada vez identificas mejor las sensaciones corporales.

Cuanto más tiempo dediques a esta dinámica, mayor nivel de excitación alcanzarás. La masturbación se aprende a base de práctica.

La masturbación es una ceremonia de amor hacia tu propio cuerpo; hacerse el amor a una misma es uno de los mejores regalos que nos podemos hacer.

Si nunca te has masturbado, ya sabes: nunca es tarde para empezar. Tu clítoris —que no envejece— te está esperando. El placer que te regalas es uno de los legados que te dejas a ti misma.

La forma en que concebimos nuestra sexualidad traspasa las paredes de la alcoba. Se respira en la forma de hablar, de expresarnos, de movernos y de relacionarnos. Con nuestras palabras y acciones vamos dejando la semilla que germinará en otras mujeres que se quieren permitir ser libres sexualmente.

«Nadie me conoce ni me quiere completamente.
Solo me tengo a mí misma.»
SIMONE DE BEAUVOIR

EN POCAS PALABRAS

La sociedad patriarcal y la religión católica han convertido el placer femenino en algo clandestino, y, por supuesto, llevan años demonizando la masturbación. Si hasta ahora no lo has hecho, ya ha llegado el momento de comprender a tus genitales y ser autosuficiente en el placer. Masturbarte forma parte de tu libertad sexual, así que eres libre para hacerlo o no. Si te masturbas, conocerás mucho mejor tu cuerpo y tu placer, lo que es tu responsabilidad para no depender de nadie y perder el miedo a tus genitales y a la autoestimulación. En caso contrario, también estás en tu derecho, pero espero que no hayas tomado esta decisión por ideas erróneas sobre la masturbación. Masturbarte no es una obligación, aunque sí es un derecho y una manera de autoafirmación e independencia sexual.

MIS FRASES PARA TI

- La masturbación es una maravillosa forma de conocer el propio cuerpo y disfrutarlo, de descubrir tus zonas erógenas e identificar el camino hacia la excitación al reconocer lo que necesitas para complacerte.

- El miedo y el analfabetismo sexual son dos buenas herramientas para controlarnos y subordinarnos.
- La masturbación es una opción libre: puedes no masturbarte, pero en este caso que sea por elección consciente y no porque no te atreves a tocarte, te da asco tu propio cuerpo o nunca lo has hecho.
- El autoplacer es un instrumento de autoafirmación sexual, de reconocimiento de la libertad y la autosuficiencia sexual.
- Por desgracia, muchas generaciones de mujeres han recibido una educación que teñía el placer de culpa y pecado, al tiempo que se cultivaba el pudor y la desinformación, cargándolo así de un tono gris y feo totalmente evitable.
- Hoy en día, una mujer madura es responsable de su propio placer, si desea ocuparse de él.
- La masturbación es una ceremonia de amor hacia tu propio cuerpo, y hacerse el amor a una misma es uno de los mejores regalos que nos podemos hacer.

La experiencia del orgasmo sí o sí

«Un orgasmo es como la trayectoria de un cohete. Primero la ascensión, después el oscurecimiento total y, finalmente, el estallido de la luz en el momento en que la áurea manzana penetra la zona del sol reluciente y del cielo azul, colgada de un paracaídas que desciende lentamente hasta que en el fondo aparece la tierra, los ríos y las praderas o, tal vez, la calle de una ciudad... Te posas suavemente en el suelo y rebotas de nuevo hacia lo alto. Luego vuelves a posarte... y enseguida sobreviene el resplandor crepuscular y un sueño profundo y tonificante.»

ERIC BERNE

EL ORGASMO, INTENSAS EXPLOSIONES

«Es la fusión del placer físico con el alma: por unos segundos todo tu ser roza un estado entre lo terrenal y lo más etéreo. Es la definición de una mujer algo desquiciada y cansada.» *Carla*

«La cúspide del placer. Un momento de abandono, entrega, relax, placer, risas y alegría.» *María*

«¡Es uno! Ja, ja, ja. La experiencia más sensacional que se puede tener, una explosión de placer, ¿cómo te lo explico?» *Paz*

«¿Sabes cuando estás disfrutando al buscar un tesoro? Pues cuando lo encuentras...» *Mabel*

«Es un momento de éxtasis total en el que todo tu cuerpo se estremece y sientes que un inmenso placer te recorre desde lo más profundo de tu ser llevando a la locura...» *Laura*

«Para mí, el orgasmo es una explosión que me lleva a alcanzar el nirvana.» *Ainhoa*

«El temblor más delicioso. Un verdadero viaje astral para los sentidos.» *Raquel*

«Aparte de una bebida, es un final estupendo para unos momentos de placer geniales, unos segundos de desconexión de lo terrenal para subir a lo divino.» *Araceli*

«Explosión de placer muy intensa, en la que se libera la tensión sexual acumulada, seguida de un estado de relajación muy placentera.» *Esther*

«¡Es difícil definirlo con palabras! De esas sensaciones que hay que sentir y que no se pueden explicar. ¡Para mí es un instante tan intenso en el que se pierde la conciencia! Una explosión de energía que te transporta. No se me ocurre una sensación mejor.» *Lucía*

«Dejadez total del cuerpo, el abandono máximo. No puedes hacer nada más.» *Luisa*

«Los más *heavies* que he tenido han sido como una puerta dimensional donde el espacio-tiempo cambia. Tengo un amigo tántrico que dice que hay aprovechar para decir/pensar frases sanadoras porque tienen un efecto amplificador increíble.» *Trini*

«¡Uff! Ni me acuerdo. Algo así como la fusión con el universo.»
Lucrecia

«Si alguna vez has tenido la sensación de subir a mil por hora hacia el cielo, tocar las estrellas y cubrirte de su polvo mágico para volver a descender a mil por hora con la sensación de no saber bien en ese punto si se mezcla el placer y la sensación de dolor, para luego caer extenuada y con el alma limpia. Eso es un orgasmo. Si captas el sentido es que sabes que es un orgasmo. Para tenerlo, lo mejor es saber qué quieres, y para ello, lo mejor es conocer tu cuerpo. La mejor persona para conocer tu cuerpo eres tú misma. Siendo así sabrás qué quieres y cómo hacer que te lo den. Pero siempre hay polvos y polvos... Por ello, la química entre personas también juega su papel.» *Núria*

«Una vibración intensa de placer como una ola que recorre todo el cuerpo.» *M.ª Àngels*

«Para mí es uno de los momentos más grandes. Conseguirlo no es fácil, pero cuando llegas.... es brutal. Un sitio superespecial que te lleva a un estado del que no querrías salir nunca. Una gozada.». *Sandra*

«Un salto al vacío del alma que por unos instantes se libera de la custodia de la mente.» *Susanna*

«Es un momento dulce de desconexión total con mi entorno para sentirme flotando entre cálidas olas de cosquillas que recorren todo mi cuerpo.» *Vanessa*

«Es aquello tan misterioso y a la vez tan satisfactorio. Es el objetivo que todo el mundo quiere alcanzar y que no todos consiguen.» *Marta*

La experiencia del orgasmo es magnífica. Una de las vivencias de placer más preciosas que podemos experimentar. Es la sublimación de las relaciones sexuales contigo misma o compartidas. Aun así, el sexo sin orgasmo también puede ser placentero cuando la experiencia orgásmica deja de ser un elemento de tensión. Si normalmente alcanzas el orgasmo, que un día que no lo hagas es irrelevante. Ahora, si la situación se repite continuadamente, es preciso que le prestes atención.

Cada orgasmo es un orgasmo nuevo y todos los orgasmos son diferentes. Para comenzar, los genitales están conectados a dos nervios, y cada uno de ellos sensibiliza una parte distinta: el nervio pudendo conecta con el clítoris, la musculatura pubocoxígea, los labios menores, el periné y la corona anal; el nervio pelviano, con la vagina y el útero. La estimulación de estos nervios produce una sensación determinada en los genitales. La respuesta orgásmica va a variar según el tipo de estimulación, el ritmo, la presión o el tiempo dedicado. También dependerá de la zona genital estimulada: clítoris, uretra, vagina, periné, cérvix o ano. Si la estimulación independiente de estas zonas puede desembocar en orgasmos fantásticos, cuando la estimulación es conjunta los orgasmos son «omnímodos», orgasmos totales.

Nadie siente el orgasmo de la misma forma y todos los orgasmos son posibles, incluso los que se producen sin estimulación genital. Estos últimos son menos habituales, pero se pueden generar estimulando el pecho, el pezón, el hombro, el pie, la boca, los labios, la oreja o cualquier parte del cuerpo de especial sensibilidad para cada una. Una micción o defecación vigorosa puede acabar provocando el clímax. También se tienen orgasmos con el pensamiento, resultado de la estimulación mental con fantasías sexuales. Hay, además, orgasmos anticipados, que se dan ante una situación muy excitante, sin contacto, e incluso orgasmos fantasmas u orgasmos mientras se practica un deporte.

> «Un breve episodio de liberación física como consecuencia de la vasocongestión y el incremento miotónico experimentado en respuesta a un estímulo sexual.»
> Masters & Johnson

Desde bien pequeña, la mujer puede experimentar sensaciones genitales de placer. Sin embargo, el orgasmo como tal no llega hasta la adolescencia, o un poco antes o después de esta, dependiendo de la curiosidad por el propio cuerpo y las barreras culturales. Dado que el clítoris no envejece, la capacidad para vivir orgasmos es tan larga como nuestra vida, si bien es cierto que estos cambian con el tiempo. Una buena frecuencia de actividad sexual prolonga la vida orgásmica de la mujer: cuantos más orgasmos tengas, más orgasmos vas a poder tener. Si cuidas la musculatura del suelo pélvico, la calidad de los orgasmos se mantendrá casi intacta. Por lo tanto, es posible una longeva vida de orgasmos a no ser que tomes algún tipo de medicación inhibidora; en ese caso, habla con el especialista que te lo recetó o con una terapeuta sexual.

«Eva, no sé qué hacer. Últimamente, cuando Martina (de cuatro años) se sienta a ver la tele, me la encuentro frotándose con las piernas cruzadas y roja como un tomate.»

Las niñas y los niños suelen explorar sus genitales. En situaciones así, lo mejor es no reñir a tu hijo o hija y preguntarle qué hace y qué sensaciones tiene. La criatura lo contará con normalidad al estar libre de picardía y prejuicios. Explícale que, cuando haya más personas, mejor que no lo haga, y que eso solo se lo puede tocar ella. Sin poner el grito en el cielo, hay que acompañar y normalizar. Reñir o prohibir puede afectar a su sexualidad futura.

Muchos son los caminos para llegar al orgasmo, el permiso para atravesarlos te lo concedes tú a ti misma. Respetando las características individuales de cada mujer, tal recorrido sigue un trayecto muy similar en todas nosotras. Quizá te interesa conocerlo para entender qué sucede en tu cuerpo, o bien porque te apetece explorar el camino de la multiorgasmia o porque no has disfrutado todavía del orgasmo o te cuesta alcanzarlo. Al principio del libro ya te he contado cómo Masters & Jonhson detallaron el proceso. Ahora vamos a hacer un dibujo con toda la información de la que ya dispones.

Radiografía del orgasmo

El proceso de excitación requiere de pensamientos erotizantes o de situaciones de intimidad, de sensualidad y conexión. El cuerpo siente las primeras señales fisiológicas de deseo. Una buena conversación, unas risas, besos o caricias activan esta primera etapa. Notamos las famosas mariposas en la barriga, un cosquilleo y una activación en la zona genital. La irrigación ya ha comenzado. Lograr un buen grado de excitación precisa tiempo: ya hemos empezado, pero para alcanzar la irrigación total de los genitales, cuantos más estímulos, mejor para que ascienda más la excitación. Esta fase, la de meseta, dura tanto tiempo como se desee. Puede incluir juegos orales, la penetración y el juego en diferentes posiciones sexuales. Hay mujeres que disfrutan mucho más del camino hasta el orgasmo que del orgasmo en sí. En cualquier caso, si te detienes en esta fase, no vas a perder inmediatamente la irrigación conseguida en los genitales. Toma nota de este dato, es muy importante para la consecución del orgasmo. Siguiendo este recorrido, la excitación llega a un punto de no retorno —si así te lo permites— donde se intensifica el ritmo constante, mientras que los movimientos corporales pueden volverse más vehementes. Si te dejas, pierdes un poco el control y tus genitales se contraen en idas y venidas de placer. Este gustoso oleaje es un orgasmo. Dura entre 10 y 25 segundos, aproximadamente. Con más control de tu musculatura pubococcígea, el orgasmo será más largo e intenso. Después de la liberación del orgasmo, puedes parar y relajar el cuerpo, recreándote en las sensaciones experimentadas. O bien continuar a la caza de nuevos orgasmos.

Orgasmo, sí. Multiorgasmia, quizá

Todas las mujeres tenemos la capacidad para alcanzar el orgasmo, aunque no todas gozamos de la multiorgasmia. La multiorgasmia es la facultad de vivir orgasmos de forma consecutiva, con lapsos de tiempo cortos entre uno y otro. Para que te hagas una idea: sucede el orgasmo, unos instantes de estimulación, de nuevo el orgasmo, sigue la estimulación y de nuevo el orgasmo... Una cadena de orgasmos que se detiene cuando decides o cuando ya no puedes más.

La multiorgasmia se practica y se aprende; consiste en no dar el placer por acabado cuando te subes en el primer orgasmo y continuar con la estimulación. Cuando los orgasmos son muy muy muy seguidos y de no gran intensidad, estamos hablando de «microrgasmia».

Si tú eres de las que con un orgasmo tienen suficiente, y te quedas tan a gusto y tan sensibilizada que no te puedes ni tocar el clítoris, fenomenal. ¡Eres normal! No te pasa nada raro. Tu clítoris queda superirrigado y extrasensibilizado, y cualquier contacto dista mucho de ser agradable. Escucha a tu cuerpo, te va a dar las pautas. Por muy multiorgásmica que te apetezca ser, los orgasmos sucesivos por estimulación del clítoris no van a llegar si sientes malestar. Te puedes inclinar por continuar estimulando otra parte de tu cuerpo, la vagina o el ano. La excitación y la irrigación genital pueden favorecer experiencias orgásmicas en esta zona sin estimulación directa del clítoris.

Para acabar de quitar etiquetas sobre el orgasmo femenino, puede ser que una mujer que habitualmente es multiorgásmica, en una situación puntual y por las circunstancias que sean, no tenga más que un orgasmo o ninguno. De igual forma, una mujer que por lo general solo tiene un orgasmo, puede ser multiorgásmica de vez en cuando. O bien que llegue al orgasmo pasando rápidamente por todo el proceso de irrigación. Ya ves que todo vale y que cuantas más etiquetas pongamos a nuestra sexualidad, más nos autolimitamos.

La hipersensibilidad del clítoris tiene una fácil explicación. Durante la excitación, el clítoris crece, se erecta y se dilatan los vasos sanguíneos, y esa misma irrigación hace que el clítoris esté tan sensibilizado que hasta duela. Esa sensación desaparece progresivamente, a medida que todo el flujo sanguíneo vuelve a su lugar. Incluso hay mujeres que experimentan esa sensibilidad en pecho y pezones.

«El cénit de la experiencia sexual-erótica que hombres y mujeres caracterizan subjetivamente en el cerebro/la mente y en la zona pélvico-genital. Con independencia del lugar donde se produzca su inicio, la existencia del orgasmo depende de la intercomunicación entre las redes neuronales del cerebro, arriba, y la zona genital, abajo, y no puede sobrevivir a la desconexión que sucede a la ruptura de la médula espinal. Sin embargo, puede sobrevivir incluso a un traumatismo severo en cada uno de sus extremos.»

JOHN MONEY

El orgasmo femenino es muy sensible. Entre otras cosas, necesitamos un buen entorno, estar descansadas, sentirnos cómodas con nuestros genitales y cuerpo para concentrarnos en la sensación de placer. Cuando se trata de las relaciones sexuales en pareja, el buen entorno se refiere a una buena conexión emocional entre ambos. Pues, aunque el orgasmo es un acto mecánico, cuando lo vinculamos a la pareja, añadimos la emoción, la intimidad y la vinculación. Así, para alcanzar el orgasmo en la cama o fuera de la cama necesitamos armonía. Ya hemos visto cómo el entorno afectaba al deseo sexual. Si sientes que no hay buena comunicación con tu pareja, guardas resentimiento, desconfianza o enfado, estarás bastante desconectada de tu deseo sexual y, al iniciar el juego sexual, esos pensamientos van a estar presentes bloqueando las expresiones de placer y los orgasmos.* En realidad, tendrás capacidad para alcanzar el orgasmo; seguramente, si te autoestimulas, lo alcanzarás sin problema. Pero con la pareja, intervienen otros factores.

Vincular nuestra sexualidad únicamente al juego en pareja nos conduce a una confusión sobre nuestra funcionalidad sexual y a desarrollar sentimientos de culpa. No hay un problema de «anorgasmia» o de deseo sexual, el problema está en la relación de pareja. Y para que tu cuerpo funcione, hay que solucionar primero las causas del conflicto. También hay que decir adiós a los sentimientos de culpa por fingir los orgasmos o por no tener deseo sexual. En la relación de pareja, el problema es de los dos. Si bien la responsabilidad de conocer tu cuerpo, masturbarte y lograr placer autónomamente es del todo tuya. No se vale acomodarte en la queja constante sin hacer nada por ti. Culpabilizar a la educación tiene un límite, y se atraviesa cuando adquieres un conocimiento consciente de las causas.

También están las parejas que se llevan como el perro y el gato. Las peleas, discusiones y desacuerdos forman parte natural de su estilo de comunicación. Reparan el daño emocional en la cama. Un buen polvo de reconciliación y solucionado. En el sexo se entienden, esa es la única conexión. Ese tipo de relación también tiene los días contados si no se busca una fórmula que apacigüe la convivencia.

---

* Fumar perjudica los orgasmos. Aumenta el riesgo de enfermedades cerebrovasculares y cardiovasculares y provoca la rigidez de los vasos sanguíneos genitales, reduciendo así el rendimiento sexual y la sensibilidad genital, así como la lubricación.

El orgasmo a la fuga

¿Se te ha escapado alguna vez un orgasmo? Ya sabes, cuando estás a punto de experimentarlo, pues lo sientes en tus genitales y en todo tu cuerpo, y, de repente, desaparece, se escapa. Un movimiento diferente, un sonido, un pensamiento o la propia ansia por alcanzar el orgasmo lo evapora de golpe. Te invade una sensación que va desde la rabia hasta la decepción. Ante la fuga de un orgasmo crees que puedes hacer dos cosas: dejar que se vaya —no tienes ganas de volver a empezar—, y otro día ya vendrá, o ir detrás de él hasta alcanzarlo. Bien, pues solamente tienes una opción: ir detrás de él.

En realidad, la estimulación necesaria para reconectar con la sensación del orgasmo es mínima. Los genitales ya están muy irrigados —ya te dije que la irrigación es fundamental para el orgasmo—; de hecho, la irrigación no disminuye hasta un buen rato después, tanto si has tenido orgasmo como si no. Es la cabeza la que nos juega una mala pasada pensando más que sintiendo. Así que ponte a la labor y a pillar el orgasmo.

Si te acostumbras a dejar que el orgasmo se escape, esa renuncia se transformará, poco a poco, en una desidia hacia las relaciones sexuales y contribuirá a la baja autoestima hacia tu sexualidad. Si esto te pasa con cierta frecuencia, te recomiendo empezar el juego aplicándote una crema sensibilizadora de clítoris. Ayuda a la vasodilatación y a la irrigación genital, y favorece la conexión mental con los genitales.

EL ORGASMO EN EL CUERPO

El ritmo cardiaco va *in crescendo*
Se acelera la respiración y, en el momento del orgasmo, se entrecorta.

Sube la temperatura corporal

Si hay un esfuerzo y concentración real, durante el acto se transpira más de lo normal. El cuerpo sube de temperatura.

Lubricación

Habitualmente, se activa la lubricación. Por diferentes razones, la lubricación se puede ver afectada (medicación, hormonas, uso del preservativo...), pero la excitación es posible sin lubricación.

Rubor en la piel

Excitación y clímax se acompañan del enrojecimiento de diferentes partes del cuerpo como las mejillas o el escote.

Sensibilidad extrema en las zonas erógenas

El clítoris dilatado o los pezones erectos son indicadores de la excitación.

Cansancio postsexual

Después del orgasmo u orgasmos, puedes entrar en una fase de gran relajación y sopor.

La cara del éxtasis

En el momento del orgasmo, no se controlan las expresiones faciales.

El clímax que no llega

■ La anorgasmia

La anorgasmia femenina se define como la incapacidad para alcanzar el orgasmo. Se identifican tres tipos de anorgasmia. La primaria se refiere a las mujeres que nunca han experimentado un orgasmo.

La secundaria, a una mujer que ha vivido el orgasmo en el pasado, pero que en el momento presente no tiene orgasmos. El tercer tipo de anorgasmia, la situacional, se da cuando una mujer solo alcanza el orgasmo bajo unos estímulos concretos.

Cuando una mujer ha vivido la experiencia del orgasmo, lo sabe. Igualmente, la mujer que no ha tenido nunca un orgasmo lo reconoce. Por desgracia, todavía hay demasiadas mujeres que no han disfrutado nunca del orgasmo y que lo asumen con resignación, como si no dependiese de ellas. Aceptan las caricias y el juego que dicta la pareja, participando de una forma pasiva, con la conciencia íntima de que no disfrutan lo suficiente. A la larga, ese sentimiento desemboca en desidia hacia las relaciones sexuales y en desconexión de la pareja, a la que se considera culpable de la insatisfacción sexual.

Entre las mujeres preorgásmicas o que nunca han alcanzado el orgasmo, hay muchas con escasos conocimientos sobre su sexualidad. También las hay que sí que han llegado a experimentar la sensación y no lo han reconocido, bien porque la expectativa sobre la vivencia del orgasmo era demasiado alta o porque la pareja con la que estaban no lo había identificado como un orgasmo por no ajustarse a los patrones de grandes gemidos y gritos. O bien por comparación con los orgasmos cinematográficos. O porque la pareja llegaba antes al orgasmo y ya se acababa el juego. O por haber sufrido algún tipo de abuso. Otra causa puede ser un bajo nivel de autoestima que conduce a que una no se crea merecedora del disfrute. La lista de motivos que pueden explicar la anorgasmia es tan larga como mujeres que la sufren. En cualquier caso, no debes conformarte con no experimentar orgasmos; depende de ti cambiar la situación. La masturbación es el trayecto más corto para ello. Además, cuando se inicia la exploración, la respuesta acostumbra a ser bastante favorable.

Podemos analizar posibles causas de la anorgasmia secundaria y de la situacional; ambas son muy parecidas, y la lista de razones también es tan larga como mujeres que las padecen. En este caso, retomar el camino del orgasmo es igual de sencillo. Conocer la experiencia hace más fácil alcanzar el objetivo, pues ya sabes lo que vas a buscar.

En ambas situaciones, la solución pasa primero por la ayuda terapéutica y la masturbación programada. Personalizando cada caso, primero masturbación manual para reconectar con los genitales y luego, con un juguete erótico. Sin duda, la vibración o la succión son atajos para subir disparada al cielo de los orgasmos.

Rosalía se empezó a masturbar hacia los dieciocho años. Nunca ha tenido dificultad para alcanzar el orgasmo en solitario y tampoco en pareja. Desde hace cinco años tiene una pareja estable, con la que convive desde hace tres. Viene a terapia porque desde hace un año y medio sus orgasmos han desaparecido. Ella quiere, pero no vienen. Iniciamos la terapia, y me cuenta que su pareja le fue infiel justamente hace un año y medio. Los orgasmos de Rosalía se fueron cuando perdió la confianza en él. Ella dice que le ha perdonado, pero su cuerpo parece que no lo ha hecho. Trabajamos algunos ejercicios de masturbación en solitario y alcanza el orgasmo. Rosalía le ha propuesto a su compañero hacer terapia de pareja.

Rosalía, 36 años

Un Oscar con consecuencias

Baja autoestima, ansiedad y anorgasmia acaban siendo algunas de las consecuencias de simular el orgasmo. Por lo tanto, fingiendo los orgasmos, la mayor engañada eres tú misma. Puedes ponerte millones de excusas, pero la principal perjudicada por la mentira eres tú. Los engaños en la cama son un fenómeno más corriente de lo que podríamos pensar —entre ambos sexos—, y algunos resultan dignos de ganar el Oscar cual Meg Ryan en *Cuando Harry encontró a Sally*. Pocas mujeres pueden decir que nunca han simulado un orgasmo. Si soy honesta contigo, debo admitir que he fingido alguno que otro. No pasa nada.

El problema es cuando esto se convierte en una costumbre que esconde otro problema. Ya sea de comunicación con tu pareja, de autoconocimiento de tu propio cuerpo o de sumisión a la relación. Pues la mentira continuada conduce a la infelicidad y aleja el deseo. Fingiendo, te mientes a ti misma, engañas a tu pareja e impides la posibilidad de que el juego erótico cambie y mejore para ambos. Si eres de esas mujeres que fingen habitualmente, me gustaría que fueses honesta contigo misma, que te quisieras un poco más y que te dejases de engañar.

«¿Cómo puedo saber si mi pareja finge los orgasmos?»
Esta fue la pregunta que planteó un señor en una reunión Tapersex®. La cuestión no tendría más importancia si no fuese porque la mujer estaba sentada justo a su lado. Ante la pregunta de su esposo, ni se inmutó. No hacían falta respuestas.

DESMONTANDO LOS MOTIVOS PARA FINGIR

Cansancio. Habla con tu pareja, di que lo deseas pero que estás cansada. Si lo que necesitas son abrazos, pídelos. Pospón el encuentro, y la siguiente vez toma tú la iniciativa.

Deseo aletargado. Si tu deseo está dormido y finges, te niegas y niegas a tu pareja la oportunidad de emprender iniciativas que despierten el deseo sexual.

Aburrimiento. Si necesitas incorporar novedades en el juego, toma la iniciativa. Si no lo dices, también limitas el potencial creativo de tu pareja.

Vivencia traumática. Por exceso o defecto de un estímulo que daña gravemente a la persona. Busca ayuda.

Falta de estímulos. Define qué te apetece y coméntalo con tu pareja. Si tiras la toalla, la perjudicada serás tú.

La prisa. Mejor acabar bien que acabar mintiendo.

La rutina. Incorpora la novedad, no esperes a que lo haga tu pareja. Cuando disfrutas de verdad sientes menos deseos de innovar, por lo que la pareja tarda en caer en el tedio.

Frustración sexual. La mentira alimenta el círculo de la frustración.

Obsesiones. Sabes que no disfrutas, y eso es un motivo de obsesión. Sácalo del pensamiento y llévalo a la acción; así dejará de ser una obsesión.

Círculo vicioso. Evita entrar en una espiral de mentiras, de la que luego será difícil salir.

Anorgasmia. El cerebro es más poderoso que los genitales. Al acostumbrarnos a no disfrutar del cuerpo, podemos bloquear los mecanismos del deseo y no alcanzar el orgasmo ni mediante la autoestimulación.

Incomunicación. La ausencia de diálogo en la cama acaba por hacerse extensiva a otros ámbitos y pone en peligro a la pareja.

Depresión. Acabas creyendo de verdad que lo normal es no disfrutar plenamente.

Durante años nos han dicho cómo debería ser el sexo, y hemos interpretado la conducta consecuente lo mejor posible. Adaptándola a las circunstancias vitales e individuales. En la actualidad, a pesar del «aparente» empoderamiento femenino, cuesta romper el molde de esa educación inculcada durante años y años. Pero se puede; es posible y únicamente depende de ti, de nosotras. De que nos coloquemos en el lado positivo del deseo sexual, de que aprendamos sobre nuestro cuerpo, nos respetemos y seamos honestas con nosotras mismas.

Orgasmo de clítoris. De vagina. De clítoris y vagina. De clítoris y ano. De ano y vagina. De pecho y clítoris. El arcoíris de colores orgásmicos es maravilloso, y solo nos falta conocernos un poco más y darnos el permiso para disfrutar. Decidir y creernos que la sexualidad depende de nosotras. Nuestro placer depende de nosotras. ¡¡¡Está en nuestras manos, en nuestros juguetes!!! Eso no significa que renunciemos a la pareja, para nada. Soy una gran amante de la vida en pareja. Pero sí que hay que renunciar a depender porque esa dependencia nos lleva a la insatisfacción sexual y a la falta de deseo sexual. A sentirnos culpables. Ese sentimiento nos inhabilita en otros maravillosos aspectos de la sexualidad y de la vida. Resta vigor a nuestro potencial femenino.

> «Aunque venga de un amante, una bañera, un osito de peluche, un dedo, una lengua o un vibrador, un orgasmo es un orgasmo.»
> BETTY DODSON

CELEBRANDO LOS ORGASMOS

Sí, sí, de verdad que sí. El Día Mundial del Orgasmo se celebra igual que el Día Mundial del Agua o el Día Mundial de la Alimentación, y tiene lugar el 8 de agosto.

Por si te lo pierdes, tienes otra oportunidad el 21 de diciembre. El Global Orgasm, *www.globalorgasm.com*, pretende generar un cambio en el campo energético de la Tierra mediante la mayor oleada de energía positiva humana posible. La intención es que los participantes concentren todos sus pensamientos en un sentimiento de paz durante y después del orgasmo. El objetivo es aportar un volumen tal de energía positiva focalizada en el campo energético de la Tierra que reduzca los peligrosos niveles actuales de agresividad y violencia que existen en todo el planeta. La combinación de la poderosa energía orgásmica en conjunción con una intención consciente puede tener un efecto mucho mayor que meditaciones y oraciones en masa que pretenden lo mismo.

Nada más democrático que el orgasmo, nos pertenece a todas. A razón de un par de ellos por semana, más o menos, con una media de duración de 13 segundos de éxtasis en cada uno, si los multiplicamos, resulta que pasamos 12 minutos al año idos y gimiendo. Otro sexo-cálculo: según la Organización Mundial de la Salud, se producen 114 millones de coitos al día; admitiendo un éxtasis por persona, resulta que la humanidad podría pasarse más de 94 años seguidos orgasmando. ¡Eso sí que sería la paz mundial!

EN POCAS PALABRAS

Cada mujer tiene un recorrido para alcanzar el orgasmo, y ese trayecto varía si varían las circunstancias. Para comenzar, los orgasmos pueden producirse estimulando cualquier parte del cuerpo, aunque los más habituales son generados en las zonas erógenas. Así, cada uno siempre es una nueva experiencia. Sin embargo, un orgasmo, muchos o ninguno no hacen que un encuentro sexual sea más satisfactorio, esa percepción depende de ti. El problema aparece cuando no logras orgasmar y lo deseas, o cuando finges por sistema.

MIS FRASES PARA TI

- Cada orgasmo es un orgasmo nuevo, y todos los orgasmos son diferentes.
- Una buena frecuencia de actividad sexual prolonga la vida orgásmica de la mujer: cuantos más orgasmos tengas, más orgasmos vas a poder tener.
- Muchos son los caminos para llegar al orgasmo, el permiso para atravesarlos te lo concedes tú a ti misma.
- El orgasmo es un acto mecánico, pero cuando lo vinculamos a la pareja, añadimos la emoción, la intimidad y la vinculación.
- Si te acostumbras a dejar que el orgasmo se escape, esa renuncia se transformará, poco a poco, en una desidia hacia las relaciones sexuales y contribuirá a la baja autoestima hacia tu sexualidad.
- Fingiendo los orgasmos, la mayor engañada eres tú misma.
- La mentira continuada conduce a la infelicidad y aleja el deseo.

Mis juguetes, mis tesoros

Los juguetes y la cosmética erótica han acompañado a la humanidad durante todos los periodos históricos. Han evolucionado adaptándose a los materiales y a las tecnologías del momento. Actualmente, son herramientas útiles en la terapia sexual e indiscutibles dinamizadores antirrutina para todo tipo de relaciones sexuales. Tanto en solitario como en pareja, las vibraciones nos abren un placentero abanico de posibilidades ayudándonos a ser un poquito más felices, aunque solo sea por un instante. No en vano, la sexualidad es mucho más que una actividad reproductiva. Un coito apasionado activa el riego sanguíneo con efectos reparadores. Aleja los miedos y la inundación hormonal actúa como relajante natural.

Así pues, si bien el sexo es un instinto básico que se explica, en parte, por la necesidad biológica de la reproducción, también es mucho más que eso: para los humanos, es una forma de diversión intensa para llenar una existencia alienante. Contiene ingredientes de juego, comunicación, cordialidad, tristeza (a veces), intimidad, sentimientos profundos de satisfacción y felicidad. Entonces, ¿por qué la sexualidad puede llegar a provocar tanta insatisfacción y frustración? Quizá porque fantaseamos con el sexo que vemos en el cine o leemos en los libros románticos, y no somos conscientes de que la sexualidad está viva y requiere de nuestro cuidado y atención constante.

«El juego es un factor determinante en la formación del ciudadano perfecto.»
PLATÓN

Objetos de placer

Los juguetes eróticos nacen para hacernos disfrutar. Tengo el convencimiento de que los vibradores nos vuelven un poquito más felices, tanto por su utilidad lúdica como sanadora. En este sentido, los juguetes y la cosmética erótica son instrumentos terapéuticos muy beneficiosos que contribuyen al bienestar personal y, actualmente, a resolver con gran efectividad algunos de los casos que se presentan en la consulta de terapia sexual.

Reproducir un pene en erección, con el objetivo de conseguir un artilugio que proporcione placer, no es un patrimonio exclusivo de ninguna cultura. Su origen es tan remoto como la misma humanidad. Existen restos históricos que así lo confirman. Los falos se utilizaban en diferentes rituales (de poder, de limitación de territorios, de patrimonio, de fuerza, de valor, de fertilidad o de familia), y no es descabellado pensar que algunos servían para procurarse un alivio sexual.

En las cavernas, el sexo se concebía como la satisfacción del impulso reproductivo, pues ya tenían bastante con sobrevivir. Los antropólogos que han estudiado la conducta sexual de nuestros antepasados explican que empleaban la boca para dar y recibir placer a su pareja. Primero besos en el cuello y en las orejas; luego, bajaron a los genitales, que se lamian recíprocamente. Es casi el único momento de la historia de la humanidad en que la sexualidad se encuentra libre de cargas morales y religiosas. Así, los expertos fechan el primer juguete erótico en el Paleolítico, hace 2.850 millones de años. El falo más antiguo de la historia de la humanidad fue encontrado en Ulm (Alemania) por arqueólogos de la Universidad de Tubinga. El objeto estaba roto en catorce fragmentos. Una vez reconstruido, los científicos lo definieron como un auténtico juguete erótico de la era glacial. De unos 20 centímetros de largo y 3 centímetros de diámetro de piedra pulida, sin duda, era un dildo.

De Ulm saltamos hasta el Antiguo Egipto. Los egipcios fueron expertos en disfrutar de los placeres del sexo sin llegar al libertinaje. Valoraban el amor y castigaban la violación. El placer físico se vivía con naturalidad, sin prejuicios ni sentimientos de culpa. La desnudez era normal. Con los besos se daba la esencia vital, el *Ankh*. Aunque no reservaban únicamente la boca para el intercambio de «aires»: Cleopatra era reconocida como una hábil feladora. A la reina del Nilo tenemos que agradecerle la invención del primer intento de vibrador. A fin de satisfacer sus deseos, se hizo elaborar un juguete erótico. Se trataba de un papiro con avispas en su interior y cubierto de una protectora capa de cera. El zumbido de las avispas hacía las delicias de Cleopatra. Además, pintarse los pezones y humedecer el vello púbico con bálsamos y sustancias afrodisíacas formaban parte de los rituales eróticos egipcios. Los hombres se implantaban piedras preciosas bajo la piel del pene para aumentar la satisfacción sexual de sus parejas. Como técnica para evitar los embarazos, impregnaban un tapón con plantas y frutos. También se hacían una especie de preservativo con la tripa de animales o de ropa.

De igual modo, los griegos daban mucha importancia al aspecto sexual de sus vidas. El sexo era el origen infinito del placer, y por eso profundizaron en las artes y las variaciones que la sexualidad les podía ofrecer. La mitología griega está llena de diosas y dioses, de tantas historias de amor y desamor que ríete tú de las anécdotas de la actual prensa rosa. En la cuna de la civilización occidental, se toleraba tanto la homosexualidad masculina como la femenina. En una vasija del siglo VI a. C. se ve un grabado de una mujer inclinada lamiendo el pene de un hombre, a la vez que otro le introduce un falo por el culo. En el siglo II, Galeno escribió sobre el clítoris y sobre una enfermedad que él denominó «histeria». Entonces, ya masajeaban los genitales hasta el orgasmo como tratamiento para los problemas sexuales femeninos. Platón e Hipócrates (siglos V a IV a. C.) también mencionan esta patología. Seguro que los dildos elaborados en piedra, cuero y madera que se comercializaban en esa época debían de ser de mucha utilidad.

En Roma, había libertad sexual, pero con control. La principal característica de la vida sexual de la Antigua Roma era la promiscuidad de las relaciones sexuales dentro y fuera de la pareja. Los romanos creían que los falos eran un buen talismán de fertilidad y prosperidad, además de alejar el temido mal de ojo. Por eso esculpían grandes penes en las entradas de sus casas o los colgaban como un móvil con campanillas en su vivienda. ¿Te imaginas pasear por la Antigua Roma y ver penes colgados por todos lados? ¡Me encanta! Los romanos también eran muy amantes del aceite de oliva: lo consideraban un afrodisíaco natural que incorporaban a los juegos sexuales como una lubricación adicional.

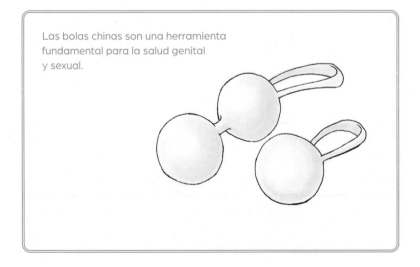

Las bolas chinas son una herramienta fundamental para la salud genital y sexual.

Oriente era la vanguardia en la Edad Media. En el Japón medieval, los *olisbos* eran muy conocidos: se trataba de dildos tallados por artesanos japoneses, y estaban especialmente reclamados por los habitantes de los barrios del placer y por las damas de la alta aristocracia nipona. Las mujeres preferían tener un *olisbo* de jade, piel de animal, marfil o madera que un amante problemático. ¡Muy listas las niponas del medievo!

Otro de los juguetes eróticos más apreciados del momento eran las bolas de la felicidad o bolas chinas o bolas de geisha o bolas de *wen-wa* o esferas del placer. Estas bolas provenían de China,* pero los japoneses las mejoraron para fortalecer «la cueva del placer» y transformarlas en un fino instrumento que ayuda a potenciar la capacidad de gozar y, sin saberlo, la salud sexual. Paralelamente, en la India se cultivaba la sabiduría sexual con libros sagrados como el *Kama Sutra*, conocido en todo el mundo por el gran muestrario de posiciones sexuales, aunque a mí me gusta mucho más el catálogo de juguetes eróticos que propone, ideados para ayudar a ajustar las necesidades del juego en pareja. Artilugios que, después de varios siglos, siguen vigentes hoy en día. Mientras, Europa, tras la caída del Imperio romano, entraba en una época de represión sexual impulsada por el catolicismo, con la negación del placer como ley universal. Y, como la prohibición despierta el deseo, los lupanares y las celestinas trotaconventos tuvieron mucho trabajo. Las celestinas eran las «terapeutas sexuales» de la Edad Media: sabían de anatomía, botá-

---

* En la China de la dinastía Ming, los hombres que marchaban durante años a las campañas militares dejaban una reproducción de su pene a sus esposas. Estaban hechos con materiales preciosos o con jade. Durante estas ausencias, ellas se masturbaban, y a veces lo hacían en grupo, con el resto de las mujeres de los guerreros. En Egipto se conserva una de las imágenes de masturbación con un objeto erótico. Es una mujer que se refriega el clítoris contra una especie de cono, a la vez que se pinta los labios. Este dibujo se encuentra en el papiro erótico de Turín. Se calcula que tiene una antigüedad de 3.200 años.

nica, sexualidad, amor y reproducción. Eran brujas que empoderaban a la mujer, carne de hoguera. Pese a la amenaza de acabar chamuscadas, fabricaban y distribuían ungüentos eróticos y objetos sexuales. Por prescripción médica, las celestinas, también comadronas, hacían un «particular» masaje genital en las mujeres diagnosticadas de histeria. Al llegar al clímax, se aliviaba el sufrimiento.

Pasamos del Renacimiento a la máquina de vapor. De los juguetes joya fabricados por los orfebres venecianos, muy apreciados por la nobleza francesa, te llevo directamente a la Revolución industrial. Por desgracia, la histeria era casi una plaga entre las mujeres del siglo XIX. El «útero fogoso» provocaba ansiedad, irritabilidad y fantasías sexuales. Con esta sintomatología, las mujeres eran enviadas de inmediato a la comadrona para recibir un masaje relajante, caricias en la vulva y el clítoris hasta llegar a la convulsión. Los dispositivos utilizados para el masaje eran aparatos caros a los que únicamente los médicos podían tener acceso. En 1734 se inventó en Francia el vibrador de reloj o *tremoussoir*. La tecnología de masaje hidráulico se empleó hasta 1869, cuando se creó el primer vibrador de vapor, el predecesor del electromecánico, inventado en 1883 por Joseph Mortimer Granville.*

Por fin, el vibrador

En 1899, se introdujo en el mercado de consumo un modelo de vibrador con batería. Así pues, llegó antes a los hogares que la tostadora o la lavadora. Enseguida fue seguido por otros modelos. Se conectaban a la red eléctrica y algunos tenían accesorios con forma de pene. Los anuncios de estos aparatos sugerían abiertamente su uso sexual y describían su efecto como «emocionante y

---

* La película *Hysteria* (2011), dirigida por Tanya Wexler, narra la aventura de Mortimer Granville, el inventor del vibrador.

penetrante», prometiendo que «los placeres de juventud palpitarán dentro de ti». Hasta finales de 1920, se vendieron a través de revistas domésticas y en catálogos de pedidos por correo. A partir de 1960, médicos y terapeutas sexuales empezaron a recomendar de forma abierta estos dispositivos eléctricos para aliviar la anorgasmia de las pacientes. En esa época, la maravillosa Betty Dodson empezó su cruzada defendiendo la importancia del orgasmo para la salud sexual femenina, y todavía sigue haciéndolo. Su juguete favorito era el Wand, Hitachi o, para mí, micrófono. Luego te hablo de sus bondades.

A partir de los años setenta, con la incorporación de la industria del plástico, los vibradores cambiaron su aspecto. Se empezaron a parecer un poco más a los actuales.

Me interesa mucho hacer contigo este viaje en el tiempo de los juguetes eróticos para que comprendas la dimensión que tienen. Son herramientas que están con nosotras desde el principio de los tiempos. Los vibradores cuentan con casi tres siglos de historia, y al igual que la rueda, fueron un invento trascendental para el desarrollo de la humanidad: sin el universo de los utensilios eróticos, el presente sería otro.

Cuando damos un breve paseo por la historia de las vibraciones, vemos que el comportamiento sexual no es nada simple. Depende del contexto social, histórico, cultural y personal en el que se desarrolla. Si sientes curiosidad por saber más sobre la evolución de la juguetería erótica, te recomiendo que visites algún museo de la erótica.

«¡Era un vibrador!» Esa fue la exclamación de una chica en la tienda cuando se encontró de frente con todo un muestrario de dildos y vibradores. Cuando era pequeña, revolviendo en los cajones de la mesita de noche de su madre, descubrió un artilugio que llamó su atención pero que nunca supo su utilidad hasta que entró por primera vez en una tienda erótica. Se acabaron las dudas.

La evolución de las herramientas de placer no acaba aquí: la partida continúa. Los juguetes eróticos se han ganado un lugar privilegiado en la intimidad onanista y como activadores creativos del juego en pareja. Hoy en día, también ocupan un lugar destacado en la aplicación de su uso en la terapia sexual.

La tecnología del placer

El futuro tecnológico aplicado a los juguetes eróticos nos lleva a un terreno inexplorado: según *Future of Sex*, web especializada en tecnología sexual, a reducir la distancia entre las personas, que puede acabar con una relación; para evitarlo, las empresas fabricantes de juguetes de alta tecnología están mejorando los vibradores inteligentes. Estos actúan a través de aplicaciones telefónicas, mediante una tecnología llamada «teledildónica». De este modo, los amantes que están a kilómetros de distancia pueden relacionarse placenteramente, incluso sintiendo a tiempo real los latidos del corazón de la pareja. También se está trabajando en crear dispositivos de besos a larga distancia. Imagínate que puedas sentir el beso de tu pareja aunque cada uno esté en una punta del mundo.

Otro de los ámbitos de investigación son las fantasías sexuales. Se pretende diseñar entornos y cuerpos sexuales convertidos en avatar «para fomentar la autoaceptación y superar la timidez». Las muñecas y los muñecos sexuales con aspecto y tamaño real, RealDoll, también evolucionan a pasos agigantados. Recuerdo la impresión que me causó ver a una muñeca real y la contradicción ética que me generó. Fue en Catalunya Ràdio, después de la grabación de un programa para *Les 1001 nits*. Ahora, la tecnología busca que estas muñecas y muñecos hablen y expresen emociones. Confían en que la compañía de Dolls aliviará a las personas que están solas, por lo que los llaman «robots terapéuticos»; incluso podrán ayudar a tratar las disfunciones sexuales. ¡Pronto lo veremos!

El hombre que compraba muñecas. A pesar de que me desvíe un poco del tema de hacia dónde va la tecnología del juguete erótico, esta anécdota es el reflejo de hacia dónde va la sociedad. Durante más de seis años estuve vendiendo muñecas inflables a un señor mayor, de unos setenta años. Vivía solo. La muñeca le hacía compañía. Hablaba con ella, comía con ella y dormía con ella. Le duraba de dos a tres semanas, hasta que se le pinchaba, o bien, cuando sus hijos iban a casa, casualmente se le rompía. Luego volvía a por otra. Cuando venía a escoger a su nueva compañera, hablábamos un rato y me explicaba no le gustaba sentirse solo, que prefería tener a alguien con quien conversar. Solo necesitaba un poco de compañía.

Risas, vibraciones y educación sexual

Desde 1999, cuando empecé en el mundo de la juguetería erótica, este sector ha dado un giro de ciento ochenta grados. Tapersex® es una marca registrada que ha nacido aquí, en Santa Coloma de Gramenet (Barcelona); no viene de fuera. La idea de las reuniones Tapersex® surge de la curiosidad y del deseo de transmitir a todas las personas las ventajas y los beneficios de incorporar en su vida íntima juguetes y cosmética erótica, de darlos a conocer con información cualificada y responsable. Cuando creé el negocio, parecía una idea descabellada. Las «vacas sagradas» del sector me decían que no iba a funcionar, que era un suicidio. Pero ¡mira hasta dónde hemos llegado! Las reuniones Tapersex® han renovado el mundo de la sexualidad lúdica. Hay tantas empresas que nos han copiado la idea y el nombre que muchas ya pagan un royalty por el uso de la marca; por el contrario, con otras seguimos batallando. Tapersex® también ha provocado un giro interesante en las empresas del sector, y es que la mayoría de ellas están dirigidas por mujeres. Con ello, transformamos la sociedad, y lo estamos haciendo desde la sexualidad y los juguetes eróticos. Las mujeres hablamos de juguetes eróticos, los diseñamos, los explicamos, los vendemos y los compramos. Así pues, los juguetes vuelven a entrar en casa de mano de las mujeres, las principales consumidoras en su origen.

Permitidme un poco más de autobombo, pero lo cierto es que, gracias a esta iniciativa, la mirada que hoy tenemos sobre el sector ha cambiado; solo hay que ver cómo ha crecido el número de tiendas y empresas: los médicos, ginecólogos, psicólogos, fisioterapeutas y, por supuesto, sexólogos sabemos que son convenientes para la salud sexual. En definitiva, Tapersex® constituye una nueva revolución en la juguetería erótica y la cultura del placer.

Saber elegir

La maravillosa vibración favorece la conexión directa con la sensación orgásmica. ¡Pruébalo! Ponte un vibrador sobre los genitales en un momento no erótico; notarás cómo automáticamente se despiertan e identificarás hasta dónde te pueden llevar las sensaciones experimentadas. La vibración es una efectiva aliada en la terapia sexual. Trastornos como la anorgasmia, la disfunción eréctil, el deseo sexual inhibido o el vaginismo pueden recurrir a la vibración para hacer más efectivo el tratamiento. Pero no todas las vibraciones son iguales, ni a todas las mujeres nos agrada el mismo tipo de sensación de vibración. Por eso, es muy importante que sientas si la vibración de tu juguete se ajusta en intensidad, ritmo y niveles de fuerza a lo que te gusta o crees que te puede gustar. Para captar la sensación, sujeta el juguete con las manos —sin presionar—, colócatelo sobre la ropa en la zona genital y, luego, en la punta de la nariz. Prueba distintos tipos de vibraciones y escoge la que mejor te siente en todas las zonas.

Con «Ulysses», Masters & Johnson descubrieron las diferentes reacciones corporales durante el orgasmo femenino. Ulysses fue el nombre con el que bautizaron a un vibrador que llevaba una diminuta cámara en el interior. Con su ayuda, identificaron las reacciones fisiológicas en los genitales durante las fases de la respuesta sexual hasta llegar al orgasmo o a la multiorgasmia.

■ Vibración continua e intensa

Mantiene el mismo ritmo de vibración constante, a mayor o menor potencia. Es una vibración dura, y más todavía cuanto más duro y rígido sea el material del juguete. La vibración resulta más elástica con material más blando y una superficie ancha. Favorece la rápida irrigación del clítoris por su nivel de intensidad. Indicada para mujeres que necesitan mucha caña.

■ Vibración a oleadas rítmicas con diferentes patrones

Es un vibración discontinua. Tirada larga in crescendo, pulsiones, descenso y, por lo general, hasta diez variaciones. Estos cambios, subidas y bajadas de intensidad en segundos, permiten un leve relax que automáticamente se transforma en un aumento de sensibilidad. Para el orgasmo es un juego: es como si gritara «Vengo, veeengo, vengo, veeeeeeengo y vengooooooo», hasta que se presenta. Juega con el clímax en un sube y baja de la vibración, incrementando la intensidad final del orgasmo. En la modulación de la vibración interviene el material del juguete y la presión del juego.

El material y la forma del juguete también van a condicionar la experiencia de la vibración. El látex cada vez se utiliza menos en los juguetes eróticos. El *jelly* continúa, pero otros materiales le van ganando terreno. Actualmente, los más utilizados y recomendables

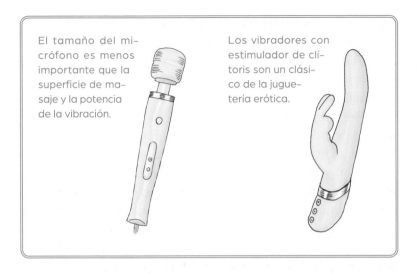

El tamaño del micrófono es menos importante que la superficie de masaje y la potencia de la vibración.

Los vibradores con estimulador de clítoris son un clásico de la juguetería erótica.

son: las siliconas o siliconas médicas y no porosas; el ABS, un plástico duro y no poroso, y el Ciberskin y derivados para juguetes más realistas (penes y vulvas), que son porosos y necesitan más mantenimiento. En cualquier caso, el fabricante siempre indica la composición del producto en el envase del juguete. Por otra parte, la conciencia ecológica también ha llegado hasta los juguetes eróticos, con juguetes Bio, TPE/TPR, elaborados con materiales libres de ftalatos, no tóxicos y reciclables.

Me resulta complicado escoger mis juguetes favoritos, todos son mis niñas y niños. Pero como el objetivo de este libro no es hacer una guía de juguetería erótica, pues para eso ya tienes mi primer libro, *Es la hora del Tapersex*, voy a ser muy selectiva: solo te propondré mis favoritos pensando única y exclusivamente en ti.

Rabbit, mon amour

■ Vagina y clítoris a la vez
Un clásico de los juguetes eróticos. Se trata de un dildo con una pequeña extensión que estimula el clítoris. Si levantas a la vez dedo índice y pulgar, entenderás la forma. El índice va dentro de la

vagina y el pulgar directo al clítoris. La parte que va dentro de la vagina puede rotar, subir y bajar, ir hacia delante y atrás o simplemente vibrar. La estimulación en la zona del clítoris puede ser por vibración, succión o cepillado. Normalmente, cuenta con dos motores independientes para controlar por separado cada función. Se trata de un juguete que no decepciona. Ni los modelos más antiguos, elaborados con *jelly* y que van con pilas —un poco armatostes—, ni los de una línea más contemporánea, con materiales más agradables y con carga USB. Su nombre, *rabbit* o «conejo», se debe a que en su origen la parte estimuladora del clítoris era un conejito. Acostumbran a contar con varias intensidades de vibración y están diseñados para crear experiencias orgásmicas casi infalibles. Piensa en todo lo que te he contado sobre el clítoris; el *rabbit* funciona tanto si eres de orgasmo clitoriano o vaginal, ya que estimula el clítoris por dentro y por fuera. Es un buen juguete de iniciación.

Subiendo la nota

■ **El micrófono**

El micrófono o varita mágica o Wand es un juguete originalmente diseñado para masajear zonas no genitales. Es uno de los más apreciados por nosotras. Te lo describo. Imagina un micrófono: la parte de la esponja que capta la voz es la zona vibradora y el mango es justo eso, el mango para sujetarlo. Se trata de un clásico de los juguetes eróticos. Betty Dodson lo utilizaba en sus cursos de «Movimiento de sexo positivo» para lograr que las mujeres experimentasen el orgasmo en las clases de masturbación. Resulta altamente efectivo, ya que la superficie de estimulación abarca una zona muy amplia de los genitales. Casi de una vez, estimula la parte externa del clítoris, la vagina, la uretra, la esponja perineal y la corona anal. No se recomienda para la penetración. Una de sus mejores características es la potencia. El original se utilizaba enchufado a la electricidad, todavía hoy se comercializa con éxito, aunque actualmente también se puede cargar con

USB, lo que permite un manejo más autosuficiente. Con esta varita mágica puedes masajear grandes áreas; así, es un juguete que se presta a activar otras zonas del cuerpo, no las genitales en exclusiva. Acostumbra a contar con varias intensidades de vibración para acomodarla a la sensibilidad de la zona estimulada. Incluso los hay que cambian de temperatura. Algunas marcas disponen de accesorios que se incorporan en la cabeza del micro, multiplicando la efectividad del juguete. Si te gusta la estimulación del clítoris, este es un juguete que favorece el orgasmo y permite un juego creativo.

Recomiendo el micrófono a mujeres que tienen dificultad para alcanzar el orgasmo o que nunca lo han experimentado.

«Nada descansa, todo se mueve; todo vibra.»

El Kybalion

Reinventando los orgasmos

■ La succión

Mi primera impresión, cuando tuve un succionador de clítoris en las manos, pensé que esto podía ser la bomba o ser insoportable. Es un juguete totalmente innovador. La succión por aire en la juguetería erótica no se había utilizado hasta ahora. Existían las *vacuum pump* o bombas de vacío vaginales, con o sin vibración, pero el efecto es incomparable. Los juguetes succionadores de clítoris son unos pequeños aparatos que cuentan con un orificio o bóveda que se coloca sobre el clítoris. Imagina un termómetro de oreja o un limpiador facial. La succión por aire despierta el clítoris en segundos.

Son juguetes pequeños y muy bonitos, casi todos, y bastante elegantes. Los orgasmos son rápidos e inesperados. Es importante situarlo en la posición justa, separando los labios para despejar el clítoris. Prueba hasta encontrar la presión y colocación más adecuada

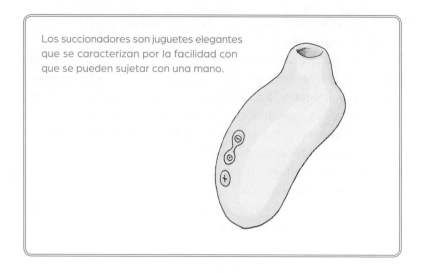

Los succionadores son juguetes elegantes que se caracterizan por la facilidad con que se pueden sujetar con una mano.

para ti: centrado en el capuchón del clítoris o hacia las tres, si te imaginas que tu clítoris es un reloj. O bien distanciándote unos milímetros, sin presionarlo sobre el prepucio directamente. También lo puedes utilizar estimulando los labios evitando el clítoris. El chupón lo hace todo: tú solo tienes que concentrarte en la sensación, y ya está. Bienvenida sea una nueva sensación orgásmica que no anticiparás, que llegará sin más. Son orgasmos grandes y brillantes. Con succión y vibración, y con ondas. Es una bomba de estimulación. Se cargan con USB.

———

María y Juan son una pareja maravillosa, simpáticos y graciosos. Llevan juntos toda la vida y siempre se lo han pasado muy bien en la cama. A Juan hace tiempo que no se le levanta, pero eso no es problema; nunca ha dejado de divertirse jugando con María. «Me la como toda, esta no se me levanta, pero en la lengua tengo un músculo que no falla.» Vienen a verme. A María le duele mucho la espalda y le han prescrito unos calmantes. Desde que se toma las pastillas no logra llegar al orgasmo. «Nena, ayúdanos. Me va a dar algo.» Le cuento que lo que le pasa es un efecto secundario de la medicación, que cuando la deje, los orgasmos volverán. María quiere una solución, no va a perderse ni un orgasmo más. No piensa dejar de jugar con Juan. Se llevan un succionador de clítoris y un gel vibrador estimulador de clítoris. Al cabo de dos semanas me vienen a dar las gracias. María llora de la alegría, y yo con ella.

María, 82 años, y Juan, 85 años

El invitado imprescindible

■ El lubricante

El lubricante es un aliado imprescindible. ¡Siempre hay que tenerlo a mano! La fricción y el malestar que provoca la falta de lubricación puede ser una de las causas de la falta de deseo sexual. La sequedad. Si en los genitales sientes una sensación de fricción desagradable durante la penetración, y después de mantener relaciones sexuales te pican o escuecen, e incluso sangras, es imposible que al cabo de unos días vuelvas a tener ganas de sentir esas molestias. El dolor desconecta del deseo sexual. En los genitales, siempre confort. La lubricación vaginal no es predecible, ten el lubricante siempre a mano. También para masturbarte. El juego con tu vulva será mucho más complaciente si tus dedos o tu juguete se deslizan con fluidez.

Humedad vaginal y excitación no están relacionadas. Puedes estar lubricada, cambiar de posición y perder la lubricación, o bien puedes estar muy lubricada y nada excitada. Tú te conoces. Si no lubricas, no estás enferma. No es un defecto. Puede deberse a muchas razones: a seguir un tratamiento médico determinado (mira el prospecto o pregunta a tu médico), a tomar anticonceptivos, al uso de preservativos, a trastornos hormonales como consecuencia de la menopausia, al consumo de drogas, a utilizar un lubricante malo que todavía te reseca más o, simplemente, a que no estás excitada; también depende del momento del ciclo en que te encuentres.

Es importante que prestes atención a esta cuestión y que si se ha producido un cambio significativo en tu capacidad para lubricar, averigües las razones y no las eludas. Si conoces la causa, más fácil será la solución.

El lubricante es recomendable con el uso de juguetes sexuales. Los fabricantes normalmente indican el más adecuado para su producto, dependiendo del material.

Si entre tus preferencias están los juegos anales, aquí, sin duda, siempre necesitarás lubricante para lograr una penetración placentera y segura.

En cualquier caso, el mundo de los lubricantes es apasionante: naturales, biológicos, veganos, con base acuosa, con base oleosa, híbridos, con efecto frío, con efecto calor, con vibración, con sabor, con relajante anal... Seguro que me dejo alguno. Es importante que escojas bien lo que pones en tu vulva y vagina. Han de ser productos de calidad y que jueguen a favor de tu placer. Busca asesoramiento especializado; el supermercado o la gasolinera no son los lugares más adecuados para adquirir un lubricante. Evita los que se secan rápidamente, quedan pegajosos y hacen «choricitos» en los genitales. ¡Agg!

Yo defiendo los lubricantes con base oleosa: son superdeslizantes. Con poca cantidad te aseguras de resbalar durante todo el juego. Especialmente, cuando hay una necesidad clara de lubricación. Evitan el malestar. En el mercado ya los encuentras compatibles con el preservativo. La opción intermedia son los lubricantes híbridos, que mezclan las dos opciones y también constituyen una muy buena alternativa.

Los lubricantes con aroma y con sabor son divertidos y sabrosos. Añaden un punto gastronómico a los juegos orales.

Los lubricantes con efecto frío, calor o vibración producen una activación, un aumento de la sensibilidad. Los que tienen efecto vibración, al igual que las cremas sensibilizadoras de clítoris, contribuyen a la conexión mental con el placer, ayudan a dejar de pensar y a sentir en los genitales. Son una opción efectiva que facilita la experiencia del orgasmo.

Si consideras que sufres de una sequedad que no solo te molesta cuando mantienes relaciones sexuales, consulta con tu especialista. Hay soluciones eficaces para evitar el malestar: cremas hidratantes vaginales, óvulos o tratamiento hormonal. Mantengas o no relaciones sexuales, la responsabilidad de cuidar de tu salud genital es tuya. Después de la ducha, nos ponemos la crema corporal y para los pies, la crema facial, el contorno de ojos, pero la vulva es la gran olvidada. Si te molesta, no es normal. Busca una solución que alivie la incomodidad.

Como ves, no te sugiero marcas ni modelos de juguetes, tampoco de cosmética erótica. Me gustaría que fueses a tu tienda erótica de referencia y preguntases. Que te enseñen y te asesoren. Te recomiendo que sientas el juguete, la vibración y la succión, que toques el material, que veas el tamaño real y la textura, que escuches el sonido y hasta lo huelas. Lo vas a poner en tu sagrado chochete. Igual que ingieres alimentos con unas garantías de salubridad e higiene, exige las mismas garantías para tus genitales. Forman parte de tu cuerpo, de ti. Se merecen el mismo respeto.

Vibración sin adicción

¿La vibración crea adicción? ¡Nooooo! La vibración no es una sustancia psicotrópica. Por lo tanto, no provoca el síndrome de abstinencia. Tampoco perjudica a la salud, más bien todo lo contrario: la favorece. La vibración no te restará las ganas para mantener relaciones sexuales compartidas, al revés. Conociendo mejor tu cuerpo, disfrutarás mucho más de los encuentros con otras personas. Ahora bien, si te excedes algo, se te puede dormir un poco el clítoris, pero tranquila, se pasa.

Hay mujeres que explican que únicamente consiguen tener el orgasmo con vibración. Yo me alegro. Mejor alcanzar el orgasmo con vibración que no alcanzarlo. Cuando hablo de la mirada positiva hacia nuestra sexualidad, también me refiero a eso. Si te molesta que tu orgasmo esté vehiculado por la vibración, elimina el orgasmo de tu lista de objetivos y concéntrate en el juego. Cambia los ritmos. Cuando nos acostumbramos a la respuesta rápida, perdemos la práctica de explorar otros juegos.

Los juguetes de Karina. Unos clientes encontraron a su hija entretenida con sus juguetes. Lejos de hacer un drama, dejaron que la niña siguiera con ellos. Ahora, entre sus juguetes favoritos se encuentra un anatómico estimulador de clítoris con vibración de color rosa chicle que utiliza para secar el pelo a sus muñecas y a toda la familia.

La terapia vibracional cuenta con numerosos beneficios para la salud.
La vibración disminuye la rigidez y relaja la tensión muscular. Estimula la actividad molecular y disminuye la inflamación reduciendo el dolor. Las sustancias despedidas después de un orgasmo también contribuyen a que el dolor sea menor. La vibración activa la circulación sanguínea, y a mejor circulación, mejor salud cardiovascular. El estrés diario provoca una contracción de la musculatura, fruto de la tensión. Las ondas de la vibración van más allá de la piel, destensado las fibras musculares. La relajación restaura el equilibrio corporal y ayuda a facilitar el descanso. Si te duermes después de un buen orgasmo, todavía mejor. Somos seres vibrantes, vibramos constantemente. Lo dicen los científicos. Si llegáramos a desmenuzar cada partícula de nuestro cuerpo, y esas partículas en otras más pequeñas todavía, encontraríamos que son como unas cuerdas (imaginarias) de energía vibrante, o sea, que en la esencia de la esencia, en lo más pequeño que podemos llegar a ser, somos vibración. Cada partícula de nosotras es pura vibración. Las vibraciones resuenan entre nosotras.
El mundo de la cosmética y de la juguetería erótica es rico y apasionante. Dildos, vibradores, masajeadores, succionadores, bolas chinas, arneses, anales, juegos, lubricantes, sensibilizadores, fero-

monas,* lencería... La lista es enorme y se multiplica en más familias. Satisfacer tu curiosidad va a favor del deseo sexual.

Tener un juguete erótico en el cajón de la mesita de noche te previene de mantener relaciones sexuales con alguien a quien en el fondo no deseas. Mucho mejor hacerte el amor a ti misma.

EN POCAS PALABRAS

Los objetos eróticos han acompañado a la humanidad desde el principio de los tiempos. Han sido utilizados como símbolos de fecundidad y como instrumentos de placer. La vibración es una aliada terapéutica del placer femenino. Tras su invención, los vibradores entraron en los hogares como un electrodoméstico común; más de un siglo después, los juguetes y la cosmética erótica siguen favoreciendo la conexión con las sensaciones de placer en la mujer.

MIS FRASES PARA TI

- Tengo el convencimiento de que los vibradores nos vuelven un poquito más felices, tanto por su utilidad lúdica como terapéutica.
- Las celestinas eran las «terapeutas sexuales» del medievo: sabían de anatomía, botánica, sexualidad, amor y reproducción.
- Los vibradores cuentan con casi tres siglos de historia, e igual que la rueda, fueron un invento trascendental para el desarrollo de la humanidad: sin el universo de los utensilios eróticos, el presente sería otro.

---

* La feromona es una sustancia química que generan los seres vivos y que se utiliza para atraer la atención de otros seres a través del olfato.

- La maravillosa vibración favorece la conexión directa con la sensación orgásmica.
- Tener un juguete erótico en el cajón de la mesita de noche te previene de mantener relaciones sexuales con alguien a quien en el fondo no deseas.

Entregada de pies a cabeza

«Si pretendes ser fuerte, mejor tener un coño. ¡Esa
cosa aguanta todos los golpes!»
SHENG WANG

Cada vez que veo una publicidad de pañales femeninos para la incontinencia me pongo enferma. No cuestiono su utilidad, pero transmite un mensaje de resignación. Nos tenemos que imaginar a esas mujeres maduras, activas y saludables con un dodotis en el tanga. ¡Cuánta prevención y educación nos queda por hacer!

El deseo sexual se te mantendrá en forma físicamente si te ocupas de la salud y del estado de tus genitales. Poco a poco vamos tomando conciencia de la importancia de este cuidado. Para muchas mujeres, el hecho de que los genitales estén escondidos retrasa la autoexploración. Estos se vuelven una zona desconocida, como si fuesen ajenos al cuerpo. No deja de llamarme la atención que haya mujeres que sienten repugnancia de su coño. Es como si les diese asco tocar su mano o su oreja. Amar a los genitales y amar a tu vulva forma parte del amor que sientes por ti misma. Además, va a ser bastante difícil conectar con el deseo sexual si repudias tus genitales, si no los cuidas y no les prestas el cuidado que merecen y necesitan. Así pues, el mimo genital es fundamental para mantener un nivel de vida sexual saludable. Especialmente, la musculatura del suelo pélvico, el músculo pubocoxígeo, que a partir de ahora llamaremos PC.

El músculo del amor

■ **El suelo pélvico**

El suelo pélvico es la base de un conjunto de estructuras —músculos, ligamentos y vasos sanguíneos— que se encuentran en la pelvis y se extienden como un trampolín o una hamaca desde el hueso púbico (parte delantera) hasta el coxis o el hueso de la cola (parte posterior) y de lado a lado. El músculo PC sostiene todos los órganos abdominales —bolsa estomacal y vísceras—, vejiga, órganos genitales, recto y ano. A través de la musculatura del suelo pélvico pasan los conductos de salida del ano, la uretra y la vagina. Además, ayuda a controlar la apertura y el cierre de la uretra, la vagina y el ano. Para que te hagas una idea, la musculatura PC viene a ser como los pilares de una casa, que si no están fuertes, la casa se desmorona. Lo mismo sucede en nuestro cuerpo. Si la musculatura que sostiene todos los órganos en su lugar no está fuerte, todas las vísceras descienden y se produce un prolapso. Uno de los primeros síntomas de que esto pasa es la incapacidad para contener el pipí. La incontinencia urinaria comporta una gran incomodidad física, pérdida de autoestima personal, interrupción de actividades cotidianas, sociales y relacionadas con el ocio, además de afectar a la vida sexual. Si no puedes contener la fuga de orina, estarás pendiente del olor de tus genitales y de controlar la micción durante el sexo, no conectarás con tu deseo sexual y evitarás los encuentros íntimos todo lo que puedas.

Hay varios grados de prolapso que van del total al leve. El total es el más grave y sucede cuando vejiga, útero o recto salen por el orificio de la vagina o el ano, tanto cuando se hace un esfuerzo como si se está en reposo.

Ahora te estarás preguntando cómo puedes saber si tu musculatura PC está en forma. Si te apetece, puedes comprobarlo durante la micción. Cuando estés haciendo pipí, sentada en la taza del váter, con las piernas semiseparadas y con todo tu cuerpo relajado, trata de detener el pipí; luego, suéltalo. Hazlo sin mover las piernas. Vuelve a hacerlo. Si lo logras, es que a priori tienes un buen tono muscular. ¡¡¡Ojo!!! Esta propuesta «casera» es solo para que tengas una idea del estado de tu musculatura; no es un ejercicio para hacer habitualmente, como dicen las malas lenguas populares. ¡¡No!! Si lo haces con frecuencia, te puedes provocar una buena infección de orina. Es solamente una prueba para ti.

Otra forma de cerciorarte del estado de tu musculatura del periné es introduciendo un dedo dentro de tu vagina y notando la presión de la musculatura en el dedo. Ni que decir tiene que has de tener las manos bien limpias antes de realizar esta prueba.

Pero el método más eficaz, infalible diría yo, para saber tu tono de PC es acudiendo a una fisioterapeuta especializada en suelo pélvico y que te haga una evaluación profesional.

Un suelo pélvico mal cuidado comporta diversos efectos secundarios: dolor vaginal, vaginismo, disfunción orgásmica (no se experimentan orgasmos, o si se experimentan, cuesta mucho y son de baja intensidad), dolor de espalda y en la zona lumbar.

CAUSAS HABITUALES DE LA DISTENSIÓN DE LA MUSCULATURA PC

- La herencia genética. Tu mamá tiene el problema y te recuerda que tu abuela también lo sufrió.
- Embarazo y parto, aunque haya sido por cesárea. La musculatura ha sufrido el peso de los nueve meses de embarazo. La incisión de la cesárea también puede afectar a los músculos PC.
- Parto de bebé de gran tamaño.
- Sobrepeso u obesidad.
- Tos crónica.
- Cantar y tocar instrumentos de viento.
- Estreñimiento crónico.
- Alteraciones hormonales como consecuencia de la menopausia: estas provocan laxitud en toda la musculatura corporal, también en la genital.

- Deportes de impacto: son muy agresivos para los PC (por ejemplo, correr o saltar).
- Esfuerzo o coger peso habitualmente.
- Intervenciones quirúrgicas.

El músculo PC te envía mensajes a través de la incontinencia urinaria. Cuando te ríes y no puedes aguantar el pipí, o cuando toses o haces deporte. Esas pérdidas involuntarias son una llamada de alerta. Lo mismo, si sientes muchas ganas de miccionar y se te escapa la gotita.

La mentalidad femenina que tiende a la resignación y dejar nuestros asuntos para después se puede pagar caro en el caso del suelo pélvico. Sabes que hay un problema, pero antepones lo que consideras otras prioridades a tu cuidado íntimo, y quizá con ello estás perdiendo un tiempo precioso. Primero somos nosotras y luego todo lo demás; si no estamos bien, no podremos cuidar del resto.

La incontinencia de orina es un trastorno muy frecuente en mujeres de todas las edades que muchas veces es silenciado, llevado con resignación, pese a que afecta a su calidad de vida al restarle autonomía, independencia, movilidad. La micción involuntaria te hace perder el control de tu vida, que la controla el pipí que se te escapa. Vergüenza, silencio y prejuicios que te inhabilitan y te pueden llevar directa a la depresión.

Ejercicios de suelo pélvico combinados con bolas chinas para fortalecer los músculos PC y tomar conciencia de sus genitales. «Cuando hago los ejercicios con respiración me pongo a cien y me entra la sensibilidad y el deseo. ¡Me mojo toda! Soy una abuela mojada, cuido de mis nietos, también cuido de mí. Y voy tan cansada que no tengo ganas de nada. Las bolas chinas me despiertan.»

Laura, 57 años

La constancia recompensada

Tu musculatura PC depende de ti. En tus manos está poner atención y mantenerla tonificada. Si algo tiene este grupo muscular, es que resulta muy agradecido: en cuanto empiezas a prestarle un poquito de atención, notas su mejoría. Contamos con muchas facilidades para su cuidado. De entre los métodos más habituales y especialmente prescritos por las comadronas durante el embarazo y la recuperación del parto, están los ejercicios Kegel.

Arnold Kegel fue un ginecólogo estadounidense que inventó una gimnasia genital para ayudar a las mujeres a recobrarse tras el parto.

Te voy a explicar cómo se hacen estos ejercicios, aunque lo mejor para aprender a realizarlos correctamente es que te dirijas a un centro de fisioterapia especializado en suelo pélvico para que te los enseñen.

Ejercicios kegel

- Colócate en la posición más cómoda para ti. De pie o sentada con la espalda recta; acostada boca arriba con las rodillas dobladas y las piernas separadas.
- Cierra los ojos, imagina qué músculos contraerías para aguantar la orina.
- Visualiza que estás sentada sobre una canica y contrae los músculos PC como si tratases de levantar esa pequeña bola. Sostén la bola durante tres segundos y relaja los músculos tres segundos más.
- Repite este movimiento tres veces al día, por lo menos, haciendo tres series de diez a quince repeticiones.
- Durante el ejercicio debes sentir que los músculos del suelo pélvico se elevan dentro de ti, en lugar de sentir un movimiento hacia abajo.

- Sigue respirando normalmente.
- Si sientes dolor en el abdomen o en la espalda después de practicar los ejercicios, es una señal de que no los estás haciendo bien. Recuerda que siempre, incluso cuando contraes los músculos del suelo pélvico, los músculos de tu abdomen, espalda y glúteos deben estar relajados.
- En tu día a día, puedes apretar los músculos PC cada vez que toses, estornudas o coges un peso.
- Puedes hacer estos ejercicios durante el día, por ejemplo, cuando te estás lavando los dientes o esperas a que cambie el semáforo.

Lo más indicado es que trabajemos la musculatura PC cada día y durante todos los días de nuestra vida, desde el momento que tomamos conciencia. Comprende que la distensión muscular la hacemos sin darnos cuenta con gestos habituales: cuando te ríes o te agachas, cuando coges un peso o defecas; suma además el constante efecto de la gravedad. La única forma de tonificar el músculo es hacerlo a propósito. Insisto, eso depende de ti.

Mucho más que un juguete

■ **Las bolas chinas**

Utilizar las bolas chinas es un modo sencillo de mantener en forma la musculatura PC. También llamadas bolas de Ben Wa, bolas de Venus, bolas del orgasmo, campanas de Birmania, bolas de Geisha o esferas del placer, son, por lo general, dos bolas unidas por un cordel y que en su interior cuentan con otra bolita que hace vibrar a la esfera exterior con el movimiento. Se elaboran con muchos materiales: metal, plástico, látex o vidrio, pero actualmente las más higiénicas y recomendables son de silicona hipoalergénica o ABS y están libres de ftalato.

La bolas chinas datan, aproximadamente, del año 500 d. C. Parece ser que las inventó un emperador japonés que era un gran follador para tener a sus concubinas a punto cuando tuviese ganas de sexo. Ellas las llevaban dentro de la vagina y él podía introducir su pene con las bolas dentro o bien sacarlas. En su origen, las bolas iban sueltas; no estaban unidas por un cordón. Entonces se hacían de plata, marfil o jade, y para lograr la vibración introducían mercurio.

Las bolas ya se mencionan en los más antiguos escritos sexuales desde Birmania hasta Japón. Aunque originalmente las mujeres las utilizaban para proporcionar placer a los hombres, pronto las dos bolas se unieron con un cordel y las mujeres se dieron cuenta de que su musculatura vaginal se volvía mucho más fuerte con su uso. Tanto que algunas mujeres orientales han hecho de su músculo PC un espectáculo. Seguro que en alguna ocasión has visto cómo hay mujeres que son capaces de lanzar pelotas de ping pong desde su vagina con fuerza y propulsión. A otras les ha servido para salvar la vida. Durante la guerra de Vietnam, los soldados del Vietcong violaban a las mujeres vietnamitas. Para defenderse pacíficamente, estas se introducían en la vagina un trozo de tubérculo, tipo patata, con una cuchilla de afeitar y se iban a trabajar a los campos de arroz. Cuando el bárbaro intentaba violarlas, ellas no oponían resistencia, y el pene se encontraba con un merecido regalo.

Gracias a las reuniones Tapersex®, hemos hecho una gran labor de difusión sobre las bondades de las bolas chinas para la mujer. También hemos asesorado sobre los tipos de bolas y el uso correcto a ginecólogos y comadronas.

Dispones de diferentes tipos de bolas chinas, que varían según el tamaño de la esfera y el peso. Es muy importante que escojas las adecuadas, con las dimensiones y el peso ajustados a la capacidad de tu PC. Ni más ni menos de lo que puedes soportar, y en cualquier caso, siempre mejor menos que más. Para que te hagas una idea, suelen tener entre 35 y 40 milímetros de diámetro. En el peso vas a encontrar mucha más variedad, pues pueden ir de 30 gramos a más de 100. El mejor lugar para adquirir las bolas chinas es una tienda erótica, ya que cuentan con una propuesta más amplia de modelos.

La correcta tonificación de la musculatura del suelo pélvico evita el prolapso. Colocar adecuadamente la bola o bolas chinas dentro de la vagina es fundamental para lograr una experiencia positiva y efectiva con su utilización.

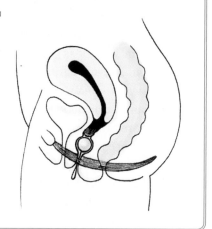

La colocación correcta de las bolas chinas

- Las bolas chinas se colocan dentro de vagina impregnadas con un poco de lubricante. No hace falta que pongas mucha cantidad, las bolas ya estimulan la lubricación. Sí, lo justo para que no te lastimen cuando las introduces.
- La bola o bolas quedan colocadas en la parte superior de la vagina; una vez allí, empuja con tu dedo hasta donde te llegue. La mayor parte del cordón quedará dentro. No temas: la vagina es una cavidad cerrada, ¡¡las bolas no se van a ir a ningún lugar!! Si las dejas en la entrada de la vagina, resbalarán y te molestarán.
- Con las bolas ya puestas, tienes que moverte; de esa forma y espontáneamente, tu músculo PC trabajará. Reaccionará a la vibración de la bolita con tu movimiento, a la vez que tú sujetas el peso de la bola. No tienes que hacer ninguna fuerza. Si presionas y no lo haces correctamente, puedes aumentar la laxitud del músculo.
- Está prohibido hacer ninguna actividad de impacto con las bolas puestas. Nada de ir a correr con ellas o hacer *mountain bike*. Se puede caminar o como mucho nadar.

- No tienes por qué llevarlas puestas todo el día, de 15 a 30 minutos es más que suficiente. Imagina que te pasas todo el día en el gimnasio; acabarías hecha polvo y con unas agujetas tremendas. Lo mismo sucedería con tu PC.
- La frecuencia, si te las pones cada día, ideal. Si te las pones cuatro veces a la semana, bien. Cuánto más días te las pongas, antes notarás los resultados.
- Sé constante. Cuanto más te las pongas, más mejoría notarás. Es un cuidado que nunca se acaba. Si las incorporas a una rutina, te será más fácil ponértelas.
- Si ya tienes una cierta laxitud PC, mejor que te las coloques por la mañana: el músculo está menos cansado y te responderá mejor.
- Cuando te las quites, tu vagina hará el efecto vacío.
- La higiene: agua y jabón o un producto especializado para la higiene de los juguetes eróticos. Las guardas y hasta el día siguiente.

Cuenta la leyenda urbana que con las bolas chinas en tu interior sientes mucho placer. Esta creencia errónea alimentada por novelas como *Las 50 sombras de Grey* es motivo de decepción para muchas mujeres cuando prueban las bolas. Cuando las llevas puestas, no esperes ir orgasmando por las esquinas. Sabemos que hay mujeres con mucha sensibilidad vaginal y a las que les resultan placenteras, pero la mayoría no nota más que la presencia del objeto dentro. Prefiero que pienses que no vas a sentir nada, y si lo sientes mejor para ti. Lo que sin duda sí que se da es la activación de la lubricación y la sensibilidad vaginal. El movimiento de las bolitas dentro de la vagina despierta y acciona la irrigación sanguínea. Si te las colocas antes de mantener relaciones sexuales, notarás esa activación durante el coito.

Me declaro fan de las bolas chinas y de sus virtudes: creo que toda mujer debería tener unas bolas chinas y utilizarlas habitualmente. Este es un mensaje que nos debemos transmitir entre las mujeres.

LAS ESFERAS DEL AMOR SON FABULOSAS PARA:

- Activar tu energía genital. Desbloquear la vagina y empezar a tomar conciencia de tus genitales.
- Activar la lubricación.
- Sensibilizar las paredes vaginales, irrigar el clítoris por dentro y también por fuera.
- La tonificación genital te permite gestionar mejor tus orgasmos. Más intensidad y mayor duración.
- Hacer más o menos presión con tu cavidad vaginal cuando tengas un pene o un vibrador dentro.
- Utilizadas antes del embarazo, favorecen una musculatura mucho más elástica para sujetar al bebé y una mejor recuperación después del parto. Ayudan a evitar los desgarros y la episiotomía. Cuanta más elasticidad, menos dolor. Mejor recuperación.
- Ayudar a recuperar la sensibilidad vaginal después del parto.
- Activar el riego sanguíneo en la zona del recto, y así reducir o evitar la aparición de hemorroides por esfuerzo durante el parto.
- Evitar el prolapso del útero, de la vejiga y de otros órganos.
- Mejorar la convivencia con la atrofia vaginal como consecuencia del descenso hormonal durante la menopausia.
- Favorecer una conciencia genital para una vida sexual saludable.
- Realizar un trabajo terapéutico con mujeres con problemas de anorgasmia.
- Contribuir al autoconocimiento genital.

Si todavía no tienes bolas chinas, por favor, no las compres en cualquier lugar. Si te asesoran inadecuadamente o escoges unas bolas más pesadas o pequeñas de lo que tu vagina necesita, tendrás una mala experiencia y te distanciarás de sus valiosos beneficios. Si ya tienes bolas chinas y no te las pones, sácalas de la caja, lávalas y ¡¡póntelas!! Y si eres de las que llevan las bolas frecuentemente, felicidades.

Tanto la práctica de los ejercicios Kegel como el uso de las bolas chinas solamente son adecuados con hipotonía, cuando el PC está débil y laxo, no en los casos de hipertonía, cuando está fuerte y contraído.

EL BESO DE SINGAPUR

Hace tres mil años, en el sur de Asia, en el corazón de India, un grupo de mujeres inmortalizó una de las técnicas sexuales más enigmáticas de todos los tiempos. Una forma milenaria de estimulación también conocida como *pompoir* o *kabazza*. La leyenda dice que la primera mujer en dominar del todo esta técnica fue una prostituta de Shanghái, que pudo introducir y sacar el pene de su vagina con movimientos de succión vaginal, fruto de la contracción y relajación de la musculatura del suelo pélvico. Se sabe que la amante de los reyes Francisco II y Enrique II de Francia, Diana de Poitiers, aplicó este método para llevar al éxtasis a sus compañeros.

La mejor forma de dar este particular beso consiste en colocarse en cuclillas con el pene de la pareja dentro de la vagina, manteniendo las caderas completamente inmóviles, y concentrarse en la presión durante unos segundos. Cuanta más intensidad y ritmo, más placer para ambos.

PC y deseo sexual

Los síntomas de tener una musculatura pubocoxígea debilitada afectan en la disminución de las señales fisiológicas genitales de la excitación sexual, en la calidad y cantidad de orgasmos y en el dolor genital.

La sensación de que tus genitales no son como eran y de que no reaccionan como solían hacerlo causa un impacto negativo en la función sexual, al tiempo que repercute nocivamente en la actitud sobre el sexo y el deseo, en la respuesta emocional, en la autoestima general y en la intimidad. Las mujeres que padecen incontinencia urinaria también tienen más riesgo de atravesar problemas depresivos, ya que se trata de un desorden que afecta tanto a la intimidad como a la vida diaria. Salir a dar un paseo o hacer un trayecto largo en un vehículo les produce mucha inseguridad, llegando a influir de lleno en la autoestima.

Según el *Libro blanco de la carga socioeconómica de la incontinencia urinaria en España*, un estudio presentado por la Asociación Española de Urología en 2017, más del 5 por ciento de la población padece incontinencia urinaria, y en el caso de las mujeres adultas, más del 10 por ciento. Me parecen unas cifras escalofriantes.

Un suelo pélvico bien tonificado se asocia a niveles más altos de actividad sexual, pues los músculos PC en forma reaccionan mejor a los estímulos sexuales aumentando la circulación sanguínea en la zona y favoreciendo la función sexual femenina. En consecuencia, a mejor tono y sensación de confort en la musculatura genital, más deseo sexual.

Si dispones de la información adecuada, finalmente, es tu responsabilidad atender a tu salud genital. Si quieres, claro. Si aspiras a seguir manteniendo una vida cotidiana libre de la ansiedad de tener que encontrar un váter a cada paso y si quieres gozar de una vida sexual con una buena respuesta orgásmica. Ya lo ves, depende de ti.

EN POCAS PALABRAS

Cuidar de tu deseo sexual es también responsabilizarte de tu cuerpo, tomar conciencia de la importancia de mantener en forma la musculatura del suelo pélvico para evitar la micción involuntaria y para continuar disfrutando de orgasmos de alto voltaje. Si decides descuidarte, maltratas tu cuerpo, tu autoestima y tu deseo sexual.

MIS FRASES PARA TI

- Amar a los genitales y amar a tu vulva forma parte del amor que sientes por ti misma.
- El mimo genital es fundamental para mantener un nivel de vida sexual saludable.
- Si no puedes contener la fuga de orina, estarás pendiente del olor de tus genitales y de controlar la micción durante el sexo, no conectarás con tu deseo sexual y evitarás los encuentros íntimos todo lo que puedas.
- La mentalidad femenina de resignación y de dejar nuestros asuntos para después se puede pagar caro en el caso del suelo pélvico.
- La micción involuntaria te hace perder el control de tu vida, que la controla el pipí que se te escapa.
- Cuando lleves las bolas chinas puestas, no esperes ir orgasmando por las esquinas.
- Me declaro fan de las bolas chinas y de sus virtudes: creo que toda mujer debería tener unas bolas chinas y utilizarlas habitualmente.

La gestión madura de las relaciones

¿Pedimos lo que damos?

Yo, tú y nosotros

■ **La pareja equilibrada**

Una pareja equilibrada es aquella en la que las dos personas tienen el mismo peso y poder en la relación. Su balanza del equilibrio está en perpetuo movimiento, subiendo y bajando; no se atasca porque la pareja se comunica bien. Al ser la esencia de la pareja estar en constante movimiento, necesita de cuidado y atención continua por parte de ambos miembros, como un jardín de flores que debe ser regado cada día.

Dar y recibir es un mecanismo de equilibrio inherente en todas las relaciones personales, pero todavía más en las de pareja. Sin este mecanismo, no hay reciprocidad y la relación sobrevive descompensada. Si hay una parte que siempre da y nunca recibe, se acabará sintiendo vacía y desatendida. El intercambio armónico entre la pareja es un refuerzo para la relación.

Una relación madura es aquella en la que ambos se sienten conectados, a la vez que mantienen su individualidad e independencia. No hace falta estar de acuerdo en todo, pero sí respetar las diferencias entre ambos. Pues, en definitiva, una relación de pareja sana empieza por la palabra *nosotros* y es la suma de dos personas que se conectan en una interdependencia equilibrada. Dicha interdependencia es el resultado de un ajustado equilibrio entre la dependencia y la independencia. Por el contrario, en una relación dependiente, uno de los miembros se siente indefenso sin el otro o bien lo manipula para tener el control. Se trata de una relación tóxica. En cambio, en una relación independiente, lo más importante es la individualidad de cada uno, tanto que el sentido de relación desaparece: ambos miembros están tan desconectados que la pareja no tiene sentido.

En una relación saludable y equilibrada se definen con mucha claridad los límites personales. Se fundamenta en la confianza para dar y recibir amor, a la vez que cada miembro es fiel a sí mismo. Por supuesto, en una relación de pareja interdependiente hay necesidades y deseos que se tienen que satisfacer, pero desde el afecto mutuo, el respeto y la elección consciente.

Una pareja con una relación saludable se comunica con un discurso honesto, escuchando activamente y con una mentalidad abierta para llegar a un acuerdo que satisfaga los deseos de ambas partes. Estas parejas también se enfadan y tienen opiniones opuestas, pero saben discutir sin herir los sentimientos para llegar a un acuerdo equilibrado, lo que forma parte del reto de la relación.

Comparten de manera equitativa la capacidad para tomar decisiones y son responsables de sus sentimientos y emociones. La relación se enriquece a través del crecimiento personal de cada uno de los componentes de la pareja. Tejen un compromiso sincero, respetuoso y con amor por lo que ambos construyen.

Rosa y Luis llevan un año viviendo juntos. Antes, mantuvieron una relación sin convivencia durante tres años. Luis, por su trabajo, se pasaba largas temporadas fuera. Ahora le han ascendido de cargo en la empresa y ya no tiene que viajar. Rosa está acostumbrada a su rutina sin Luis. Cuando sale de trabajar queda con amigas, se va al gimnasio y a clases de inglés. Luis llega a casa a las siete de la tarde. Rosa llega a casa a partir de las diez de la noche. Luis pidió a Rosa que dejase de hacer alguna de las actividades para poder pasar más tiempo juntos. La petición se convirtió en una exigencia y en motivo de constantes discusiones y enfados. Vienen a terapia porque se plantean la separación. Durante las sesiones, tratamos de llegar a un entendimiento de las necesidades mutuas y a un acuerdo para mejorar la gestión del tiempo que pasan juntos. Negociaron un horario de actividades y de tiempo en pareja. Al principio, era un poco rígido y antinatural. Ahora, sin darse cuenta, han creado sus espacios de ocio en común. Ya no necesitan el horario y alcanzan acuerdos con facilidad.

Rosa, 34 años, y Luis, 36 años

Las expectativas son inevitables, y es importante tenerlas sobre la relación de pareja, pero han de ser realistas, basadas en la autenticidad de la relación, si no pueden ser muy traicioneras. Es imposible que alguien actúe siempre como esperamos. Vivir una relación en el «cómo debería ser» impide ver lo que esta es en realidad y conduce directamente a la desilusión y la desdicha.

«Los problemas de la vida surgen cuando sembramos una cosa y esperamos recoger algo totalmente diferente.»
STEPHEN COVEY

Del amor a la rendición

Casi sin darte cuenta, una relación se puede volver desequilibrada si uno de los dos renuncia a lo que desea por atender a las peticiones o exigencias del otro. Si se abstiene de negociar por temor al abandono, miedo al conflicto o por complacencia o, simplemente, por aburrimiento y cansancio. Cuando renuncias una vez, lo vuelves a hacer una y otra vez: al final se vuelve una costumbre, y la relación se va envenenando poco a poco. Entonces, el resentimiento empieza a hacer mella. Así, la frustración, la irritación, la decepción, la infelicidad, el resentimiento y la ira se instalan en la convivencia cuando tus necesidades son constantemente insatisfechas. Terminas con la autoestima por los suelos, enfadada contigo misma y enfadada con los demás.

Mantener la individualidad es fundamental para establecer una relación duradera y saludable. Por lo tanto, necesitas dedicarte tanta atención a ti como a la relación para que esta funcione. Proteger tu sentido de la identidad personal te ayudará a protegerte ante las demandas incoherentes con tu naturaleza.

Antes de establecer límites, es importante saber qué quieres. Te puedes contestar a ti misma estas preguntas:

- ¿Qué es importante para mí?
- ¿Qué pensamientos y sentimientos necesito proteger?
- ¿Cuáles son mis valores?
- ¿Cuáles son las amistades que quiero mantener?
- ¿Cuáles son mis necesidades en una relación de pareja?
- ¿Qué espacio/tiempo personal necesito para mí?

A lo largo de la relación, tus respuestas pueden variar, pero si notas que tus prioridades se desdibujan, pon más atención en ti misma: algo no está funcionando.

Lograr una relación equilibrada necesita de la buena autoestima de ambos miembros de la relación. Es decir, para amar a alguien, primero tienes que amarte a ti misma. Respetar tus sentimientos, necesidades y demandas, así como respetas las de tu pareja. Eso significa que ves a tu pareja con la capacidad de hacer lo mismo. La validas; no la invalidas y no subestimas su capacidad.

Cuando decides si alguien se merece o es capaz de algo, te conviertes en una juez capadora de la capacidad de una persona. A pesar de que la persona pueda confiar en sus capacidades, a fuerza de escuchar comentarios incapacitadores e hirientes sobre su aptitud, se los puede acabar creyendo. Una falsa etiqueta, a fuerza de oírla, ejerce un efecto de autocumplimiento.

¿Cuántas veces en la relación de pareja uno de los dos decide qué es lo que el otro puede o tiene talento para hacer? Esto quiere decir que quien toma la decisión raya la perfección, que se siente superior o que alimenta su autoestima pisoteando las habilidades del otro. Y encima se cree que lo hace por su bien. Subestimar pareciendo que amas. ¡Qué retorcido!, ¿verdad? Pero la pena es que sucede. Subestimar es no amar. No es un buen alimento para la relación de pareja. Subestimando a tu pareja, en realidad, estás compitiendo con ella. En lugar de estar pendiente de ti, actúas para superar e invalidar a la persona que dices que más quieres.

Cuando uno o los dos buscan tener el poder y el control sobre la otra persona y sobre la relación, compiten. El espíritu competitivo es muy estimulante para superar las adversidades de la vida, alcanzar metas e, incluso, crecer como pareja. Por el contrario, la competitividad en una relación es la antítesis de su esencia: ser un equipo equilibrado.

La competitividad en la pareja conduce al distanciamiento y lleva a la confrontación constante. Resolver quién de los dos tiene la razón se vuelve más importante que solucionar el problema. ¿Ganar o perder? Ambos miembros de la pareja pierden librando batallas competitivas. Imposible sentir un deseo sexual hacia tu principal contrincante. El rival duerme en la misma cama.

«Me cansé de buscarlo. Ya no lo busco para evitar las negativas. Sus negativas han acabado con mi deseo. Ahora quiere y yo no quiero. Me rindo, paso.»

Loli, 31 años

«Entre el deseo y la realidad hay un punto de
intersección: el amor.»

Octavio Paz

El respeto es la consideración que tienes de ti misma y el reconocimiento de esa misma consideración hacia otra persona. Se trata de saber valorar los intereses, los principios y las necesidades tanto de tu pareja como de ti. El respeto empieza por una misma —para respetar a otra persona, te tienes que respetar a ti— y se pierde cuando desaparece la buena comunicación o cuando descubres que tu pareja te ha enseñado una cara que no es la verdadera. También lo pierdes si te hacen daño o te decepcionan. La falta de respeto provoca que dejes de respetar.

Una pareja puede discutir y levantar la voz fruto del acaloramiento. Pero insultar, menospreciar o humillar constituyen una falta de respeto a la persona y a la relación. Se puede discutir bien, sin faltarse al respeto. Cuando faltas al respeto una vez, cuesta mucho recuperar la confianza.

Alcanzar el equilibrio perfecto es un compromiso complicado. Requiere buenas habilidades de comunicación y negociación. Si la pareja, después de años, todavía no ha alcanzado un equilibrio, es el momento de explorar alternativas.

Es interesante detenerse un instante a valorar qué es lo que necesitas en una relación y qué estás dispuesta a poner para satisfacer esas necesidades. Si la pareja tiene interés por satisfacerlas y tú por satisfacer las suyas, aunque no sepáis cómo hacerlo, ya tenéis un terreno de prácticas para ir planteando esos primeros cambios. Si la pareja no está dispuesta a satisfacer lo que necesitas, y tú tampoco llegas a dar lo que te pide, la relación difícilmente va a prosperar, o bien se moverá en un lodo de insatisfacción y frustración constante.

Cosas que hacen las parejas que tienen una vida sexual equilibrada	Cosas que hacen las parejas que tienen una vida sexual desequilibrada
Tienen actividad sexual frecuente	Pasan muy poco tiempo juntos
Cocinan los platos favoritos del otro miembro	Hacen del trabajo su centro de atención
Comparten la educación y crianza de los hijos	Convierten la crianza de los hijos en el centro de la relación
Comparten las tareas domésticas	Hablan de ocupaciones y no de emociones
Comparten valores e intereses	
Comparten una relación cercana	Priorizan todo lo que no tiene que ver con la relación
Están cerca cuando necesitan ayuda	Llevan vidas paralelas
Felicidad	No salen solos como pareja
Hablan sin prejuicios de su vida sexual	Las muestras de cariño son inexistentes
Disfrutan de su intimidad sexual	Tienen mala comunicación, solo hablan de lo que tienen que hacer
Se tienen confianza	
Los fines de semana llevan el desayuno a la cama	Tienen conflictos
Mantienen la sexualidad en su lista de prioridades	No comparten equilibradamente las tareas de casa
Se meten en la ducha con la pareja por sorpresa	Comparten pocos intereses
Proponen actividades para hacer juntos como pareja	No dedican un tiempo exclusivo para la pareja
Saben lo que activa sexualmente a su pareja	No tienen el mismo ritmo de actividad sexual
Se divierten juntos, se ríen juntos	No se prodigan muestras de cariño

Se abrazan.

Se apoyan en las nuevas iniciativas o proyectos

Se cuidan en la enfermedad

Se dan las gracias

Se dan sorpresas de cuidado, atenciones que dicen «pienso en ti» a la pareja

Se dicen «te quiero» todos los días, y se lo dicen de verdad

Se felicitan

Se muestran admiración

Se muestran su cariño con caricias y besos cotidianos

Se profesan muestras y gestos de cariño sin motivo alguno

Se sienten apoyados y atendidos

Se sienten escuchados cuando hablan

Se toman tiempo en común para dedicar a la relación (escapadas de fin de semana, salir a cenar, ir al teatro, etc.)

Muestran un sentimiento de amor

Muestran sentimiento de seguridad

Son los mejores amigos

Valoran y respetan las opiniones del cónyuge

No hacen que las familias respectivas se respeten

No pueden contar con el apoyo mutuo

Muestran sentimientos de repulsión

Hay una falta de respeto

El cambio empieza por mí

Pensar que tienes el poder y la capacidad para conseguir que tu pareja cambie es un desgaste en vano de la relación y de tus energías. La mayoría de los intentos se verán frustrados y tus esfuerzos lanzados a la basura. El cambio empieza por ti. Desde dentro hacia fuera. Te puede costar, pero cuando tú comiences a cambiar verás los resultados.

- Haz una lista de los comportamientos, costumbres o situaciones que te gustaría modificar.
- Al lado de cada anotación de esta lista escribe el comportamiento, costumbre o situación que te gustaría tener o experimentar en su lugar.
- Elige un elemento de esta lista y empieza a practicar el comportamiento alternativo, lo que te gustaría hacer. Te recomiendo que comiences por lo más fácil.

Durante el proceso recuerda:

- No eres perfecta, así que no intentes que tu pareja lo sea.
- Recuerda que no tienes el control de la vida de tu pareja. No tienes el poder de hacer que cambie.
- No trates de ganar batallas que no puedes ganar. Sé honesta.
- Establece limitaciones claras. Si es no, di no.
- Anticípate y prevé las posibles reacciones de tu pareja. Tendrás más herramientas para ajustar tu cambio.

Si quieres recibir, hay que dar. En las relaciones de pareja, cuando uno de los dos deja de dar «el beso de buenos días» o «de buenas noches», el otro también lo va a dejar de dar. Somos animales de costumbres, así que cuando uno retoma el hábito, el otro también lo hace.

JARDINER@S DEL DESEO

Aprender a discutir

Procurad no instalar la pelea como forma cotidiana de comunicación. No hay que utilizar en la discusión las cosas que hieren profundamente al otro, los argumentos que pueden herir a la pareja. Las discusiones han de ser constructivas y sin faltar al respeto.

Cultivar la pareja

Una pareja se conoce, se gusta, se enamora y decide compartir su vida creyendo que cuenta con todos los ingredientes para una vida feliz. ¡Error! Para construir una buena relación de pareja, con el amor no basta. El amor y la pasión son imprescindibles, pero se tiene que seguir construyendo. Si esto no se tiene presente, ante las primeras dificultades, la idea de la separación acompañará desde el principio.

Cultivar la vida sexual

Con demasiada frecuencia, las parejas descuidan paulatinamente su vida sexual, a pesar de que ello es un claro detonante de conflictos y un motivo de separación. Hay que evitar caer en la monotonía con una sexualidad rica, creativa y ampliada de conocimientos.

Cultivar los detalles

La convivencia no está compuesta de los hechos extraordinarios que suceden de vez en cuando, sino del día a día. Es importante cultivar a diario el buen humor, rodearnos de cosas agradables, cuidarnos físicamente, hacer cosas que nos gusten y saber que la pareja necesita ser reconocida y halagada.

Cultivar la tolerancia

Esto no quiere decir «soportar». Ser tolerante es saber que mi pareja no lo tiene todo, que es una persona y no un traje hecho a medida, y que la convivencia se hace cada día. Hay que evaluar si la pareja tiene las tres o cuatro cualidades que consideramos fundamentales para convivir, y si es así, todo lo demás se puede superar, y vale la pena esforzarse por conseguirlo.

El trabajo fuera de casa

Hay que aprender a diferenciar entre compartir con la pareja algunos aspectos de la vida laboral y llevar sistemáticamente el trabajo a casa, incluso en los fines de semana o en las vacaciones. Hay personas que hacen del trabajo el centro de sus vidas, la máxima prioridad, y esto atenta contra la armonía de pareja.

Actividades sin hijos

La pareja necesita ratos sin hijos para hablar, para salir, para hacer el amor y para infinidad de cosas en las que los niños están de más. La idea de «ya habrá tiempo cuando crezcan» no sirve porque cuando crezcan puede que ya no exista la pareja.

Familia y amigos

Con la pareja viene la familia y los amigos más cercanos, y estos pueden ser motivo de conflicto. Hay que recordar que cada uno quiere a su familia. Es importante que el respeto y la cordialidad estén presentes en las relaciones familiares y de amigos.

Siempre del mismo lado

Ante cualquier situación comprometida, ya sea relativa a algo familiar, económico, emocional o con los hijos, la pareja debería ser el principal apoyo y confidente. Es nuestra aliada y no el enemigo, y para llevar la relación a buen puerto hay que estar en el mismo barco.

Tiempo para cada uno

El respeto a la pareja incluye el respeto a su tiempo de libertad. Es tan importante compartir las tareas y aficiones comunes como aceptar que cada uno necesita tiempo para sí mismo, sus amigos y aficiones.

Una buena relación de pareja no surge de la noche a la mañana. Es el fruto del compromiso constante, del respeto a la individualidad, de la atención activa, del esfuerzo, de caminar en el mismo sentido y con objetivos comunes.

Lamento decirte que la relación de pareja perfecta no existe; sin embargo, esto disminuirá notablemente las expectativas sobre cualquier relación y te devolverá de golpe a la realidad. Tú decides en qué tipo de relación quieres vivir, lo que quieres poner en ella y dónde están tus límites. Depende de ti. Recuerda que cuando en la relación de pareja los desajustes se reiteran y se agudizan, y no se aprecia una voluntad sincera de evolución y compromiso, el deseo sexual desaparece.

«El amor no es encontrar a la persona perfecta. Es ver perfectamente a la persona imperfecta.»

SAM KEEN

EN POCAS PALABRAS

Lograr una balanza equilibrada en una relación de pareja constituye una labor diaria de los dos miembros de esta. Es precisa una atención activa, que consiste en conocer y entender las diferencias entre ambos con unas expectativas ajustadas a la realidad y en un entorno de respeto. Un respeto que empieza por una misma: si te respetas, respetarás la relación. Si cuidas de ti, cuidarás de la relación. Si eres tolerante contigo, lo serás con tu pareja. La construcción de la relación de pareja no se acaba nunca: las relaciones están vivas y requieren cuidado.

MIS FRASES PARA TI

- Una relación de pareja sana empieza por la palabra *nosotros* y es la suma de dos personas que se conectan en una interdependencia equilibrada.
- Vivir una relación en el «cómo debería ser» impide ver lo que la relación es en realidad y conduce directamente a la desilusión y la desdicha.
- Cuando renuncias una vez, lo vuelves a hacer una y otra vez: al final se vuelve una costumbre, y la relación se va envenenando poco a poco.
- Cuando decides si alguien se merece o es capaz de algo, te conviertes en una juez capadora de la capacidad de una persona.
- La competitividad en una relación es la antítesis de su esencia: ser un equipo equilibrado.
- Si la pareja no está dispuesta a satisfacer lo que necesitas, y tú tampoco llegas a dar lo que te pide, la relación difícilmente va a prosperar, o bien se moverá en un lodo de insatisfacción y frustración constante.

Toda una vida bailando

Estáis en una pista de baile, todavía no habéis empezado a bailar. Suena una de vuestras canciones favoritas, es lenta. Tú rodeas con los brazos el pecho de tu pareja. Tu pareja hace lo mismo contigo. Os empezáis a mover siguiendo el ritmo de la música. Nadie lleva el paso; los dos bailáis sintonizados, libres y conectados. Los cuerpos se deslizan juntos, se columpian juntos.

Bailando, el cuerpo se expresa a través de la música. Se descargan emociones. Bailando se hace vibrar el cuerpo. Nacemos con la capacidad innata para bailar. Para reaccionar impulsiva e inconscientemente al latido de la música. El mejor ejemplo son los bebés, que bailan antes de aprender a caminar. No obstante, para bailar bien, con buen ritmo y estilo, necesitamos practicar, y quizá aprender unos pasos de baile, lo justo para desarrollar el sentido de la coordinación. El baile puede ser en solitario o en pareja. En solitario, tú te lo guisas y tú te lo comes. Según la vergüenza que sientas y tu grado de autoestima, le darás más o menos rienda suelta a tu cuerpo. Con el baile en pareja, hay que acompasar los ritmos creando uno nuevo conjuntamente. Cada día y cada música es un ritmo nuevo.

Podemos pasar por distintas relaciones. No queda otro remedio que aprender diferentes bailes. Error, ensayo y esfuerzo para conseguir llevar el ritmo. En un mal paso, nos podemos lesionar y perder la confianza que tenemos en nosotras mismas. Tendremos que ir a clases de recuperación y bailar mucho más. Pero también puede ser que nos hagamos tanto daño que nunca más queramos pisar la pista de baile, sea por vergüenza, por temor a una nueva lesión, por miedo... Ya ves, el baile es una buena metáfora para entender las relaciones de pareja.

El baile tiene mucho de juego y precisa implicación, variedad, novedad y placer. Ingredientes que también necesita toda relación de pareja.

Dora y Pepe llevan casi veinte años de relación. Él siente apatía sexual y familiar total. Ella se siente insatisfecha y mal querida. La relación se mantiene porque tienen un hijo. Dora piensa que debe «aguantar» hasta que este se vaya de casa. Un día, ella descubre un mensaje en el ordenador y se destapa el engaño. Pepe no quiere hacerle daño, pero tiene un amante desde hace años. Se separan y Pepe empieza su nueva vida con un desapego total hacia Dora y su hijo. Moraleja: «Aguantar nunca, ni por los hijos». Al fin y al cabo, si cada uno de los miembros de la pareja está bien, los hijos salen adelante mejor.

Dora y Pepe, 48 años

La frecuencia de la actividad sexual en una pareja acostumbra a ser motivo de debate, más que la calidad de esas relaciones. Especialmente, cuando la pareja no se pone de acuerdo sobre la asiduidad con que deben o no tener relaciones sexuales, y más si uno de los dos se siente desatendido en sus peticiones sin razones convincentes. Comer y beber son necesidades básicas, pero también lo es la sexualidad. Ignorar el problema aumenta el desajuste. Sabemos que el deseo no cae del cielo, lo mismo que la frecuencia en la realización del acto sexual tampoco se reduce de forma natural. El sexo, en una relación de largo plazo, necesita redefinirse y buscar nuevas formas de incentivar la actividad en la cama.

Para que te hagas una idea de por dónde van los índices de frecuencia: menos de 10 veces al año se considera una pareja no sexual; entre 11 y 20 veces, de baja sexualidad, y 2 o 3 veces por semana es el promedio. Pero no es ningún dato científico. Lo normal es que lo negociéis entre ambos. Hay parejas que con dos veces al año ya tienen de sobra y lo llevan fenomenal, está consensuado. Es un tema imposible de eludir, la negociación es la clave. Agentes externos a la relación como la economía familiar, los hijos y el trabajo afectan, sin duda. También en la propia relación hay que generar espacios de intimidad. Cuenta la cantidad, pero más todavía la calidad. Hay que alimentar la vocación de placer y goce sexual de la pareja. Cuanto más disfrutamos, más deseamos.

Más datoSEX

- El adulto promedio tiene relaciones sexuales 54 veces al año.
- El encuentro sexual promedio dura unos 30 minutos.
- Alrededor del 5 por ciento de las personas tienen relaciones sexuales al menos tres veces por semana.
- Las personas de 20 años tienen relaciones sexuales más de 80 veces al año.
- Las personas de 40 años tienen relaciones sexuales unas 60 veces al año.
- El sexo se reduce a 20 veces por año a la edad de 65 años.
- La persona casada típica tiene relaciones sexuales un promedio de 51 veces al año.
- Las personas casadas menores de 30 años tienen relaciones sexuales aproximadamente 112 veces al año.
- Las personas que beben alcohol tienen un 20 por ciento más de sexo que los abstemios.

Fuente: «Declines in Sexual Frequency among American Adults, 1989-2014», Archives of Sexual Behavior.

Las estadísticas únicamente sirven para hacer una reflexión sobre el estado de la asiduidad de tu actividad sexual. Como sexóloga, puedo decirte que la frecuencia del acto sexual en una pareja estable importa, y mucho, cuando uno de los dos miembros de la relación siente que hay un desajuste.

GENERAR INTIMIDAD

Respiración en cuchara

Tumbaos cómodamente en la cama, acoplados como dos cucharas. Uno detrás de otro, en el orden que decidáis. Quien se ponga detrás deberá apoyar su mano en el vientre de la pareja. Manteneos en esta posición sin hablar y sin moveros. Respirando profundamente y con un ritmo continuado. Poco a poco, os concentraréis en la respiración del otro. Pasados unos minutos, es probable que los dos empecéis a respirar de forma sincronizada.

Mirada fija

Es un ejercicio muy recomendable para hacer antes de ir a dormir. Se puede plantear como un juego. Consiste en que la pareja se mire fijamente a los ojos durante unos minutos, en silencio. Puede que al principio os entre la risa, pero, poco a poco, veréis cómo vuestros ojos hablan. Respirad profundamente. Escucha lo que te dicen los ojos de tu pareja. Una mirada intensa y llena de lenguaje emocional. Comentad después las sensaciones. Os invito a que también lo probéis desnudos.

Abrazo de corazón

Altamente recomendable siempre, pero en especial si has tenido un mal día. Cuando necesitas que te reconforten. Puede ser de pie o en el suelo sobre una manta acolchada, en un sillón o sobre la cama. Déjate abrazar y luego abraza. Permítete recibir y dar. Un abrazo largo e intenso que dice que estamos juntos, que estamos presentes.

La relación de pareja respira en sintonía con la forma que tenemos de tratarnos a nosotras mismas. Cómo me quiero es como voy a querer. Cómo me deseo es como voy a desear. Cómo me desean es como voy a desear. La pareja se aprende a la vez que va construyendo su propia coreografía de baile. Mientras está viva, se generan nuevos vínculos, nuevos recuerdos. Recuerdos bonitos o recuerdos de aprendizaje, vitaminas para del amor y el deseo. Un baile acompasado que se fractura cuando el sistema de defensa se activa. Si uno hace daño al otro y no se disculpa de corazón, no se hace responsable del dolor causado o lo ningunea, se abre una pequeña brecha en la relación. Algo se rompe para la persona herida. Aparece la tristeza, la protesta, la queja y la desesperanza. El deseo se escurre.

UNA RELACIÓN ROMÁNTICA SANA Y UNA RELACIÓN TÓXICA

En pleno siglo XXI todavía confundimos una relación romántica sana con ser una persona algo cursi. El romanticismo sano en la relación de pareja es un ingrediente más para mantener viva la relación. Asociamos el romanticismo con Gustavo Adolfo Bécquer, con cartas perfumadas y serenatas bajo el balcón, y claro, con morir por amor... El todo por ti. Ese amor apasionado extremo. Un modelo de relación que ha calado profundamente, que ha sido ilustrado por la literatura romántica y sobre todo por el cine shakesperiano. ¡¡La mujer o el hombre de mi vida!! Ese modelo donde la mujer joven e inocente, con poca o ninguna experiencia vital y menos sexual, encuentra al salvador: el hombre fuerte y viril que le va a solucionar la vida. Dominante y controlador, es el tipo de hombre al que ella cree que necesita. El príncipe que salva a la princesa. Tanto ha influido este modelo de relación dependiente que para muchas mujeres es el ejemplo que debe seguir la pareja, ya sea heterosexual u homosexual.

Así, se confunden gravemente las relaciones tóxicas y desequilibradas con las románticas. Se busca el amor apasionado y extremo, el «todo por ti». Y no el «yo para mí y después para ti». Estos días he visto una viñeta que me ha gustado mucho. Dice él: «Te voy a hacer feliz». Ella contesta: «Yo ya vengo feliz de casa».

Las relaciones tóxicas enganchan: cuesta mucho salir de ellas, salir del sentimiento de compasión, de la esperanza en los superpoderes para cambiar a la otra persona y del sentimiento de culpa. Solamente con la perspectiva del tiempo, una vez que te has desenganchado de la relación y te has empoderado de nuevo puedes ver el tremendo daño que provocan.

Una relación puede ser respetuosa y romántica, romántica y saludable. No somos medias naranjas, somos naranjas enteras. Buscar la media parte de ti, pues «yo sin ti no soy nada…», conduce a una peligrosa confusión entre lo que es el amor romántico en una relación romántica y lo que es una relación tóxicamente venenosa.

Las parejas en conflicto se traicionan de forma repetitiva. Están tan desconectadas que antes de que uno acabe de hablar, el otro ya está contestando. No se escuchan. Se anticipan a lo que el otro va a decir, o eso creen. Ese conflicto constante distancia a la pareja, pero, a la vez, es una llamada de atención con el deseo de volver a conectar. Un baile arrítmico. Cuanto más me duele, más me enfado. Cuanto más me enfado, más gritas tú. Cuanto más gritas tú, más me enfado yo. Me callo y desconecto de la relación. Un círculo adictivo que solo se rompe desde la emoción y la disculpa sincera. Un enfado que está diciendo: «Cuando te necesité no estuviste, me sentí abandonada», y que en ese momento se abrió una herida muy complicada de reparar, que algo se rompió por dentro. Hay dolor, incluso, cuando miras atrás y recuerdas ese incidente como el momento en que algo cambió. En terapia de pareja lo veo con mucha frecuencia; «No me apoyaste con la familia»,

«No estuviste durante el embarazo», «No apoyaste mis estudios»: hay mil y una razones más que esconden una gran falta de comunicación de corazón. Ese dolor queda ahí y el silencio no se cura, lo perpetua. El impacto de la herida permanece, se pierde una porción de confianza. Perdonar no garantiza ni recuperar la confianza ni la reconciliación, pero, desde luego, sin perdón no hay relación. Sin perdón disminuyen las posibilidades de reconectar con la pareja. Cuando me siento amenazada en mi relación, no puedo mostrar mi empatía. Si tengo miedo al conflicto, lo evito constantemente, pierdo la confianza y desaparece el vínculo. Se despierta el instinto de protección y defensa: el instinto más primitivo para salvar la vida. Si necesito protegerme y defenderme, si lo primero es salvarme, ¿cómo voy a conectar con el deseo?

Para que me llegue el perdón, me tengo que sentir en un entorno de seguridad y de confianza. Así quizá podré permitir que mi pareja se acerque y me diga que lo siente. Y partiendo de ese perdón sincero, tendremos la oportunidad de hablar de la herida, del dolor y de lo que pasó desde la emoción. No desde la rabia, la voluntad de control o el intento de manipulación hacia el otro. Cuando perdono y me vuelvo a sentir en una posición segura, me permito el regalo de sentir deseo sexual hacia mi pareja. Mientras haya dolor, no habrá deseo.

> «El amor requiere tener que pedir perdón.
> ¡Seguramente, muchas veces cuando
> la relación es verdadera!»
> SAM JINICH

Alcanzar un buen equilibrio en la relación de pareja requiere mucho entrenamiento y mucha comunicación de la buena. La convivencia amorosa pide voluntad e implicación honesta. Está claro que las relaciones de pareja, como el deseo sexual, no funcionan por arte de magia. Y no se trata de que hayamos perdido la capacidad de amar, sino de que esperamos mucho más que nunca de las relaciones, sin entender que para recibir también hay que dar. Aunque te suene rancio, hasta hace relativamente poco, la felicidad de una mujer era tener un marido trabajador y un buen padre para sus hijos. Por fortuna, en poco tiempo para la historia, se ha producido un giro trascendental: ya no pensamos en vivir cómodamente, sino en lograr la plenitud emocional. Pero al esperar más de las relaciones, también crecen las posibilidades de fracasar si no damos lo que nos piden.

Según Zygmunt Bauman,* habitamos una sociedad líquida, y los vínculos fijos y duraderos de familia, clase, religión, matrimonio y quizá incluso el amor no son tan confiables o deseables como eran antes. Así pues, vivimos en una sociedad líquida, donde se crean vínculos provisionales que están lo bastante sueltos para no asfixiar, pero precisamente ajustados para dar una sensación de seguridad. Eso es lo que hace que el amor sea tan desconcertante. Según él, el amor y el sexo deben darnos lo que esperamos, como una compra. Novedad, variedad y disponibilidad.

> «La concentración en el rendimiento no deja tiempo
> ni espacio para el éxtasis.»
> ZYGMUNT BAUMAN

---

* Zygmunt Bauman fue un sociólogo, filósofo y ensayista polaco-británico de origen judío. Una de las grandes personalidades del último siglo, durante más de cincuenta años fue uno de los más influyentes observadores de la realidad social. Para él, ser creativo significaba asumir riesgos: «Si desde la aparición de la especie humana se hubiese frenado el riesgo, la evolución probablemente no hubiese existido». Otras de sus frases para entender su filosofía son: «Con nuestro culto a la satisfacción inmediata, muchos de nosotros hemos perdido la capacidad de esperar»; «A diferencia de las relaciones reales, las relaciones virtuales son fáciles de entrar y salir. Se ven elegantes y limpias, se sienten fáciles de conseguir, si se comparan con la forma pesada, lenta y desordenada de las relaciones reales».

Mr. Bauman, que estás en los cielos, en este libro, trato humildemente de sensibilizar sobre un modelo de relaciones que nada tiene que ver con la sociedad y las relaciones líquidas.

Así, la construcción de una relación de pareja parece que es una gran oportunidad de ser feliz, pero sin implicarse del todo para evitar el dolor de la ruptura. Esa creencia no da estabilidad a la pareja, sino que la hace más frágil. Llegamos a pensar que una relación dura lo que dura, y mejor no esperar mucho de ella. Entonces se produce la profecía autocumplida. Si existe el temor de que algo vaya a suceder, se acaba colaborando de forma involuntaria para que suceda. Así, las parejas tienen muy presente que existe la posibilidad de una separación, y se crean medidas de autoprotección y defensa hacia el cónyuge, aumentando de esta manera el riesgo de fracasar. Anticipándose a la ruptura, ninguno de los miembros de la pareja se confía del todo y evitan la implicación total en la relación.

Si no te entregas totalmente en la relación de pareja porque la incerteza del abandono planea sobre cualquier conflicto, es normal que tu deseo sexual también se esconda ante el temor de ser dañado. De nuevo, depende de ti el modelo de relación que decides construir.

Compenetra-dos

Esta es una dinámica para recuperar el diálogo y la intimidad sexual. Un juego de comunicación para volver a bailar. Contestad estas preguntas por separado. Luego comparáis y comentáis las respuestas.

- ¿Cuál es tu momento preferido para mantener relaciones sexuales?
- ¿A qué hora del día te gusta más?

- ¿En qué lugar? (también puedes comentar dónde te gustaría hacerlo).
- ¿Cómo te gusta que tu pareja te invite o te haga saber que tiene ganas de juego? ¿Echas de menos la seducción?
- Si eres tú quien toma la iniciativa, ¿cómo te gusta activar a tu pareja?
- ¿Qué caricia te gusta más? Mimitos, abrazos, besos.
- ¿Qué tipo de caricias crees que gusta más a tu pareja?
- ¿Qué juegos te gustan? Besos, caricias, etc.
- ¿Cómo te gusta la estimulación genital? Manual, oral, mecánica.
- ¿Tienes algún pensamiento de fantasía sexual durante el coito?
- ¿Qué posturas te gustan más?
- ¿Qué postura crees que le agrada más a tu pareja?
- ¿Consideras que podéis innovar en algo?
- ¿Qué te apetecería probar nuevo?
- ¿Qué crees que le gustaría a tu pareja?

....

«La danza es el lenguaje oculto del alma.»
MARTHA GRAHAM

....

EN POCAS PALABRAS

Cada relación de pareja necesita encontrar su ritmo para avanzar al mismo son en la convivencia dentro y fuera de la cama. Cuando se rompe el ritmo, la relación se desajusta y cada uno de los miembros únicamente busca autoprotegerse anticipándose al dolor de la ruptura.

MIS FRASES PARA TI

- El baile tiene mucho de juego y precisa implicación, variedad, novedad y placer. Ingredientes que también necesita toda relación de pareja.
- El sexo, en una relación de largo plazo, necesita redefinirse y buscar nuevas formas de incentivar la actividad en la cama.
- La pareja se aprende a la vez que va construyendo su propia coreografía de baile.
- Perdonar no garantiza ni recuperar la confianza ni la reconciliación, pero, desde luego, sin perdón no hay relación.
- No se trata de que hayamos perdido la capacidad de amar, sino de que esperamos mucho más que nunca de las relaciones, sin entender que para recibir también hay que dar.
- Vivimos en una «sociedad líquida», donde se crean vínculos provisionales que están lo bastante sueltos para no asfixiar, pero precisamente ajustados para dar una sensación de seguridad.
- Anticipándose a la ruptura, ninguno de los miembros de la pareja se confía del todo y evitan la implicación total en la relación.

Lo que quiero es un buen polvo, no una relación

«Le gustaba el concepto. En cierto modo, era un poco como tener una memoria perfecta, una memoria que no olvidara ninguna experiencia, que preservara cada hilo del pasado y lo entretejiera con el presente. Así es como veía Philippa la sexualidad. Cada experiencia aislada se adhería a tu conciencia sexual para siempre. Cada vez que te acostabas con alguien, llevabas contigo a todas las demás personas con las que habías estado. Cada caricia era la expresión de toda una historia de caricias.»

LINDA JAIVIN

El aumento de las aplicaciones de citas, junto con la liberalización de la sexualidad, ha abierto un mundo de posibilidades para las relaciones sexuales sin vinculación emocional. El sexo casual. Te puede gustar o no, pero lo que es indiscutible es que constituye otra forma de entender la sexualidad. Una manera de relacionarse que transita por tu vida temporalmente o que puede instalarse en ella de modo definitivo. Pienso que, a la larga, nos daremos cuenta de que estas aplicaciones han dado un giro de ciento ochenta grados al comportamiento sexual humano. Las aplicaciones de citas permiten al ser humano expresar su sexualidad más primitiva.

«La conocí por Tinder. Quedamos para follar. Yo acababa de salir de una relación, no estaba interesada en buscar nada serio. Pero después de casi un mes de vernos día sí y día también, me he pillado toíta de ella. Llevamos casi un año juntas.»

Miriam, 35 años

Los científicos británicos Potts y Shorts sostienen que «el hombre es un animal de naturaleza polígama que se ha empeñado en ser monógamo». La mayoría de los seres vivos son polígamos. La monogamia surgió entre nuestros ancestros para prevenir el infanticidio, la muerte de las criaturas en manos de otro macho o como estrategia de apareamiento para mantener a las hembras cerca, para evitar las enfermedades venéreas o para asegurar la herencia genética. En pleno siglo XXI, estas razones tienen poco peso, y la esencia del humano parece que se libera. Claro que el sexo entre humanos no es solamente una cuestión de placer o de procreación, también tiene una función social. Los intercambios «socioeróticos» fortalecen lazos —entre personas con gran interdependencia— formando una red vital y duradera de afecto, afiliación y obligaciones recíprocas.

«En aquellas sociedades en que no existe el doble rasero en materia de moral sexual y en que se tolera la pluralidad de relaciones, las mujeres aprovechan sus ocasiones con tanto entusiasmo como los hombres.»

CLELLAN FORD Y FRANK BEACH

El rollo de una noche

En los últimos años hemos visto una proliferación y una normalización de la cultura de las citas a través de las aplicaciones móviles. Los argumentos que critican el uso de estas son bastante cínicos, retrógrados y moralistas, especialmente cuando se trata de la mujer. Ignoran la capacidad de la mujer para sentir pulsión y deseo sexual sin vinculación, y suponen que nosotras siempre buscamos el compromiso, como si estar en pareja fuese el objetivo vital de todas las mujeres.

Hay mujeres que no quieren relaciones serias, que quieren centrarse en su profesión o en su carrera, o bien que les apetece estar abiertas a diferentes opciones en su futuro, y tener pareja limita ese horizonte. También es posible que ya hayan tenido pareja, y pasan. Sin más.

Proyectamos una mirada bipolar sobre las relaciones: una opción es estar sin pareja y la opuesta estar con ella. Admito que a mí me sucede. Considero y respeto todas las alternativas, sin lugar a dudas, pero me doy cuenta de que en el lenguaje cotidiano hago esa dicotomía. Lo cierto es que entre un estado y el otro hay un largo camino de posibilidades por explorar.

Te puede parecer que el sexo rápido y sin vinculación es la antítesis de todo lo que te he contado en este libro, pero te aseguro que no. No excluyo ninguna forma de deseo o impulso sexual, la aplaudo. Si lo que te acciona el deseo sexual es el sexo por el sexo, las experiencias puntuales, la aventura y conocer gente sin vinculación o cualquier otra cosa, ¡adelante con ello! Todo lo que te he contado y te sigo contando también es para ti.

> «Esta sociedad nos da facilidades para hacer el amor,
> pero no para enamorarnos.»
> Antonio Gala

La principal característica del sexo casual es que no se establece conexión emocional alguna, este es puramente instintivo. La sexualidad también vive en nosotras, somos animales. Lo importante es conocerte bien para saber si ese tipo de sexo está hecho para ti.

Sin duda, una forma de abrirte y explorarte sexualmente es manteniendo una vida sexual promiscua. Las aplicaciones de contactos han inaugurado un paisaje que permite conectar con personas con las mismas inquietudes que tú.

A priori, parece que se pierde el flirteo, el juego de la seducción, que tan divertido es. Pero ello dependerá de lo que tú quieras hacer y cómo lo quieras llevar. Puedes quedar en la cafetería o directamente en la cama. Tener una cita antes te permitirá valorar y escoger.

Miguel es un hombre muy activo sexualmente. Tiene muchas amantes, mujeres casadas y solteras. Le encanta el sexo. Dice que con la edad que tiene, si quiere formar una familia, se ha de tranquilizar y quedarse con una pareja estable. Lleva tiempo dándole vueltas, y al final lo hace. Conoce a una mujer y se propone que la relación con ella sea seria. Deja a todas sus amantes. Pero de inmediato empieza a tener problemas de erección. Cuando comienza el juego, su pene se levanta, pero a los dos minutos, pierde la erección y no logra recuperarla. Masturbándose no le sucede. Está muy preocupado, a él nunca le había pasado. Ni con ayuda química se le levanta. Después de un par de sesiones, llegamos a la conclusión de que la disfunción eréctil esconde miedo a la nueva relación y a la renuncia de la promiscuidad. Por diferentes circunstancias, incluida la sexual, deja la relación. Enseguida su erección se recupera con toda normalidad. Miguel vuelve a llevar una vida sexual activa, promiscua y sin vinculación emocional. Él mismo reconoce: «Eva, es lo que me apetece en este momento, tratar de tener una relación estable no es lo que quiero». Su cuerpo se lo ha dicho.

Miguel, 38 años

El sexo casual también puede ser una forma de eludir el compromiso. No tienes que esforzarte para acoplarte a la persona. Las relaciones, en todas las etapas, comportan una cierta dedicación. La pareja avanza, toma decisiones. Una relación también conlleva el sufrimiento si se produce una la ruptura. No se evita el compromiso por miedo al amor, es por temor al dolor de la ruptura.

Los encuentros casuales alimentan el efecto Coolidge,* que describe la conducta humana y animal, tanto de mujeres como de hombres, consistente en incrementar la actividad sexual ante la novedad de una nueva pareja.

Se han publicado muchos estudios que evalúan si las relaciones sexuales sin vinculación emocional implican una afectación psicológica posterior. Unos dicen que sí, otros dicen que no. Estoy bastante de acuerdo con el estudio publicado en 2015 por Archives Of Sexual Behavior, que defendió la idea de que puede haber múltiples factores moderadores en la manera como la actividad sexual casual afecta a las personas. Los investigadores diferenciaron dos tipos de conducta sexual: la autónoma y la no autónoma. Las razones autónomas para el sexo casual se encuentran que la persona se siente atraída por la otra persona, que desea experimentar y explorar su sexualidad, que considera que puede ser una experiencia de apren-

---

* El término «efecto Coolidge» fue acuñado por el etólogo y psicobiólogo Frank A. Beach en 1955, a sugerencia de uno de sus estudiantes. La historia venía de un viejo chiste. Al parecer, el trigésimo presidente de Estados Unidos, Calvin Coolidge, y su mujer estaban visitando una granja. En un momento determinado, los llevaron a zonas diferentes de las instalaciones. La señora Coolidge fue a una nave con gallineros. Allí, un gallo estaba montando a las gallinas con una frecuencia llamativa. La dama preguntó al encargado si aquello era habitual, y este le aseguró que sí, que el gallo se apareaba decenas de veces al día. La señora le contestó: «No olvide comentárselo al presidente». Cuando el presidente llegó, se lo explicaron y le dieron el mensaje de su esposa. Este preguntó: «¿Con la misma gallina siempre?». La respuesta fue «Oh, no, con una gallina distinta cada vez». Y el presidente dijo: «No olvide comentárselo a mi señora».

dizaje valiosa o simplemente por puro deseo sexual. Entre las razones no autónomas destacan que la persona actúa bajo los síntomas del alcohol o las drogas, que acude al encuentro casual con la esperanza de que surja una relación o bien para vengarse de un ex. El estudio encontró que, con independencia del género sexual, las personas que tenían relaciones sexuales por razones autónomas no expresaron ningún síntoma negativo al respecto. Pero las que practicaron relaciones sexuales ocasionales por razones no autónomas experimentaron una disminución del bienestar psicológico. Así, el estudio apuntaba: «Si la actividad sexual no viola su código moral, su sentido de integridad o los compromisos que ha asumido con usted o con los demás, entonces probablemente no será ningún problema para usted en términos de su bienestar psicológico. Dicho esto, se puede enfrentar a problemas relacionados con enfermedades de transmisión sexual, embarazos no deseados, parejas que ven su relación como algo más que casual, etc. Y debe comprender que estos factores relacionados podrían afectar negativamente a su bienestar psicológico, incluso si el sexo en sí no lo hace». Continuaba diciendo: «A la inversa, si usted es de naturaleza o educación social y/o sexualmente conservadora o tiene un estricto sistema de creencias religiosas, o tiende a vincularse emocionalmente con cualquier persona con la que tenga intimidad física (independientemente de si la otra persona responde), entonces el sexo casual le puede hacer sentir vergüenza, depresión, baja autoestima y cosas por el estilo. Esto puede ser especialmente cierto si tiene relaciones sexuales ocasionales por razones "no autónomas" como emborracharse, buscar venganza o tratar de encajar».

O sea, que para que las experiencias sexuales sin vinculación emocional no te perjudiquen, debes tener muy claras tus motivaciones. Ser muy honesta contigo misma para no llevarte una decepción y el dolor posterior. Cada mujer tiene una historia de vida única y una composición emocional, y por eso cada una responde de forma distinta al sexo casual. Lo que debe guiar tu comportamiento sexual es tu propia conciencia y la coherencia contigo misma. Si te sientes cómoda con tu vida sexual y tu comportamiento sexual, adelante.

Si no te haces daño a ti misma, ni a nadie más, disfruta. Si te sientes incómoda, te haces daño o dañas a otra persona, nadie más que tú lo sabe. Te invito a que mantengas un buen soliloquio y ordenes tus pensamientos y sentimientos, y que revises tu actividad sexual. Quizá necesites la ayuda de un/a terapeuta sexual.

En las relaciones sexuales casuales, para mí hay dos cuestiones especialmente importantes. Por una parte, que la mujer que se entrega a este juego disfrute de verdad. Un estudio publicado por la *American Sociological Review* en 2012 reconoce que solamente un 11 por ciento de las mujeres que mantienen relaciones heterosexuales casuales alcanza el orgasmo durante el encuentro. ¡¡¡Me parece poquísimo!!! Pero no me sorprende en absoluto. Lo que yo digo: no da tiempo a que haya una buena conexión con la pareja sexual. Si esperas que la otra persona se ocupe de tu orgasmo, lo tienes claro. Así que, si te dispones a mantener relaciones sin vinculación emocional, primero ten un buen aprendizaje de tu cuerpo y si lo deseas, no renuncies a la satisfacción.

Por otra parte, hay que considerar las enfermedades de transmisión sexual. Ahora no me voy a poner maternal, pero desde luego es tu responsabilidad. Los datos dicen que ha habido un incremento alarmante de VIH, sífilis y gonorrea. En veinte años hemos pasado de 700 casos de sífilis a casi 4.000; la gonorrea se ha multiplicado por cinco y hay 600 nuevos casos de VIH desde el último año. Merece la pena ser un poco escrupulosa y poner tus límites a la hora de mantener sexo con un extraño. Si cuando se pone el preservativo pierde la erección, que se lo curre. Es su problema, no el tuyo. Nunca practiques sexo casual sin preservativo o barrera de látex, ni siquiera tomando anticonceptivos.

«Me quedé viuda hace nueve años. Mi marido lo era todo. Sé que nunca más voy a volver a amar como lo amé a él. Me ha costado mucho recuperar la alegría y mi vida. Una amiga me habló de las aplicaciones; yo pensaba que solamente eran para tener sexo, pero también las hay para conocer gente. Quedas, tomas un café y hablas. De momento, no he tenido nada más, pero no lo descarto. Me he vuelto a sentir atractiva, deseable. Ha subido mi autoestima, hasta mis hijos me lo han notado.»

Lola, 62 años

Quizá aquí radica la diferencia entre el sexo-coito-follar y hacer el amor. Follar puedes hacerlo con cualquiera, y si te he visto, no me acuerdo. El amor solo lo haces si se genera intimidad, si hay más conexiones que las puramente carnales. El sexo sin amor, por puro placer, sin relación de afecto, sin poner más emoción y expectativas que las de disfrutar del mero encuentro sexual, constituye una forma de sentirte deseada durante la cita, y punto. En este tipo de juego, también buscas que haya una buena compenetración y ejecución sexual. Puedes conectar con personas que tienen tus mismos gustos sexuales; no has de esforzarte en representar un papel. Es muy liberador, especialmente si se trata de prácticas no convencionales como el BDSM (*bondage*, dominación, disciplina, sumisión y masoquismo).

La sexualidad sin vinculación, sin la responsabilidad del compromiso, se puede volver un poco adictiva. La hipersexualidad se puede utilizar como vehículo para sentirse querida, como una forma de recibir atención y admiración, de alimentar la autoestima o esconder el miedo a la soledad. Es, también, una válvula de escape para las personas que han salido escaldadas de varias relaciones de pareja: bloqueando sus emociones, evitan el dolor. Sexo sin amor para no sufrir o para no aguantar a otra pareja. A otras personas les sirve como una excelente forma de estar activa sexualmente y de conocer a gente. Cualquier razón es buena, si es que necesitas una razón, siempre que sea congruente con tus principios.

Cinco años separado después de una relación de diez años. Tiene un hijo. «Después de pasarlo fatal tras mi ruptura, decidí que ya era hora de ponerme en el mercado. Todo el mundo me hablaba de las aplicaciones, así que empecé a quedar con mujeres. Al principio, bien. Pero hace tiempo que ha dejado de utilizar las aplicaciones.»

Le apetece una relación, y no solamente sexo. Se encuentra con mujeres que buscan satisfacer en la relación todas las carencias que han tenido en relaciones anteriores. Con un modelo de persona hecho, un ideal. Eso es imposible, ningún hombre va a satisfacer todo ese ideal. «Me ha pasado quedar con una chica, que tengamos sexo y que yo después pretenda entablar un poco de conversación, para conocernos más, pero que ella esté mirando el móvil para ver con quién se encuentra cuando acabe conmigo. He llegado a tener una cita con una mujer para tomar un café y que esta haya tenido que irse de la cafetería porque iba a llegar el marido con su hijo. Cuando le he preguntado "Si tienes marido, ¿por qué has quedado conmigo?", la respuesta ha sido "Para tantear el terreno. No sé si me quiero separar o no, pero quiero ver con qué me puedo encontrar".» Actualmente, Nacho pasa de las aplicaciones. Se ha apuntado al gimnasio y hace salidas puntuales con grupos de amigos para conocer gente.

Nacho, 44 años

Cuando algunas mujeres me cuentan que en un día han quedado con dos o tres personas, me quedo asombrada. No es por los dos o tres polvos en un día, que es envidiable, sino por cómo tratan a su cuerpo. Tienen como una bulimia sexual que maquiniza el encuentro erótico deshaciéndolo de todo encanto. Este engullir sexual puede llegar a ser una forma de maltrato del propio deseo sexual. Devorar cuerpos y vomitar. Sin dejar que alimente, que haga una buena digestión. Una bonita forma de malquererte. Es posible que esconda un concepto erróneo del deseo y de las relaciones sexuales.

Desde luego, sin tantos juicios e ideas preconcebidas sobre sexualidad, todas seríamos más libres. Quiero confiar y confío en el buen criterio de la gente y en que poco a poco está creciendo la cultura sexual y emocional. Espero que ninguna mujer haga, de manera voluntaria, algo con su cuerpo que la perjudique física o emocionalmente.

Lo que tienes que saber si deseas mantener relaciones sexuales sin ataduras emocionales es:

- Los preservativos o sistema anticonceptivo de barrera son imprescindibles. Debes ser proactiva con tu salud sexual.
- Es una buena forma de explorar tu sexualidad sin preocuparte por los aspectos emocionales de la relación.
- Chequea tus emociones. Si te das cuenta de que la persona con la que estás no te gusta, no tienes ninguna obligación de continuar.

EN POCAS PALABRAS

Las aplicaciones de citas han facilitado las relaciones sexuales entre personas que no desean más que eso, sexo sin vinculación emocional. Este tipo de relaciones son una buena forma de conocer a otras personas y reafirmar la autoestima sexual. Hay que destacar la necesidad de ser proactiva con el cuidado de tu salud sexual y con el respeto a tu salud emocional.

MIS FRASES PARA TI

- Las aplicaciones de citas permiten al ser humano expresar su sexualidad más primitiva.
- Para que las experiencias sexuales sin vinculación emocional no te perjudiquen, debes tener muy claras tus motivaciones.
- Lo que debe guiar tu comportamiento sexual es tu propia conciencia y la coherencia contigo misma.
- La hipersexualidad se puede utilizar como vehículo para sentirse querida, como una forma de recibir atención y admiración, de alimentar la autoestima o de esconder el miedo a la soledad.
- Espero que ninguna mujer haga, de manera voluntaria, algo con su cuerpo que la perjudique física o emocionalmente.

La fuerza de las risas con las amigas

«La mujer es una sacerdotisa por naturaleza; es una médium, un canal de verdad. Todos hemos atravesado el cuerpo de una para venir a este mundo. Es más compleja y más resistente que el hombre, a pesar de que la hemos aplastado desde la era neolítica.»

MANUEL VICENT

Rosa, viuda, entra en la tienda a buscar un vibrador. Se siente cómoda y me cuenta que está entusiasmada con un nuevo amor. Lo conoció en una cafetería. Llevan juntos casi nueve meses y hasta hace tres días no ha sabido su edad. Ya veía que él era más joven, pero no quería preguntar. Prefería no saberlo. Sin querer, se entera y le entran todos los males o, mejor dicho, le salen todos los prejuicios a relucir. «¡Me sentí como una asaltacunas! Estábamos comiendo y le dije que se fuese de casa. Tiene cincuenta y cuatro años, es trece años más joven que yo.» Una tarde de risas y confidencias con sus amigas del alma ha sido suficiente para darse cuenta del maravilloso momento que está viviendo. ¡Qué buenas amigas! Han ayudado a Rosa a abrir los ojos y a dejar de lado sus convencionalismos paralizadores para disfrutar del amor maduro.

Rosa, 67 años

El mejor antídoto

Las amigas del alma son compañeras de viaje en los mejores y peores momentos. Seguramente te estarás preguntando: ¿qué tiene que ver mi deseo sexual con mis amigas? Pues mucho más de lo que parece. Estudios científicos demuestran que las relaciones de amistad mejoran la salud. Unas buenas risas y la alegría activan los neurotransmisores del cerebro que tienen que ver con el placer, alejando enfermedades psiquiátricas. Por lo tanto, la relación empática y auténtica de la amistad contribuye a la salud cerebral y alarga la vida. Parece ser que estos efectos resultan bastante más saludables que los que causa la química del enamoramiento en el cerebro femenino. Sí, existe una «química» de la amistad. Igual que con el amor a primera vista, con una amiga también se produce una conexión instantánea cuando la acabas de conocer: te relacionas con ella con tanta naturalidad y confianza como si la conocieses de toda la vida.

«Yo, sin amigas, jamás podría ser feliz. Mis amigas forman una parte muy importante, diría que imprescindible, en mi vida. Siempre ha sido así. Lealtad, respeto, confianza, amor y tantas cosas que me aportan. Las amigas siempre suman. Yo podría vivir sin pareja, pero no podría hacerlo sin amigas.»

Eva, 43 años

Las relaciones de amistad se construyen poco a poco, con tiempo y dedicación. Pueden nacer de un interés común que pierde valor cuando la amistad crece. Están conformadas por personalidades similares o del todo opuestas que sienten atracción física y emocional, una conexión que anima a saber más. Con vínculos de honestidad y franqueza mutuos. Con una comunicación desde el corazón y el amor, diciendo lo que se piensa bien dicho, positivamente y de verdad. Necesitan de la escucha activa, la empatía y el respeto. Se trata de relaciones que se empapan de muchas risas, confianza, discreción y una copa de vino.

«Yo tengo que confesar que nunca he tenido amigas, las he conocido a partir de los cuarenta años. Antes no había tenido vida social. Ahora, no podría pasar sin vosotras, he conocido otra parte de mi vida que desconocía.»

Toni, 44 años

Hay que mencionar el gratificante efecto de una reunión con amigas. Son encuentros auténticamente terapéuticos, sanadores. Hace tiempo escuché a un antropólogo que explicaba que el índice de enfermedades mentales había aumentado entre las mujeres de las poblaciones rurales. Una de las causas era que el cambio de hábitos en las rutinas diarias reducía el contacto y el diálogo entre ellas. Antes iban al río a lavar la ropa; allí se encontraban y, entre agua y jabón, se contaban sus penas y alegrías. Las lavadoras habían facilitado la vida a estas mujeres, pero también habían acabado con los saludables encuentros en la orilla del río. Algunos estudios confirman que las mujeres usamos unas 35.000 palabras al día; imagina lo que supuso para estas lavanderas no encontrarse. Dejaron de hablar, de compartir sus cosas, y enfermaron.

«Creamos entornos para cultivar exactamente esas situaciones. Sanamos a otras personas, y no solo por amistad. Queremos vivir en el amor, y por eso repartimos amor. Me parece una cualidad muy femenina y debemos crear entornos para que se desarrolle. Le doy mucho valor, ahora es lo que más necesito en el mundo. Es algo que hacemos conscientemente.»

Sabrina, 34 años

Las amigas servimos para escuchar, observar, analizar, aconsejar, esclarecer y desmitificar. Sin buscarlo, a medida que vamos reflexionando en voz alta y entre nosotras, vamos concretando nuestro propio discurso, desvelando las cuestiones que nos preocupan y desdramatizando con risa y empatía. Una de las cosas más bonitas que tiene la amistad femenina es su fortaleza. Las mujeres juntas nos volvemos más fuertes, y entre nosotras alimentamos los vínculos de confianza y tranquilidad, la alegría y la sinceridad.

Hay amigas que deciden hacerse un espacio a pesar del poco tiempo del que disponen y de las vicisitudes vitales de cada una. Son encuentros cargados de energía reparadora que llenan las baterías durante una temporada. Aunque no soluciones los problemas, después de estar con las amigas te sientes mejor, más relajada, alegre y optimista. Provoca un efecto transformador. Permite el desahogo de las preocupaciones; te confiesas en un entorno de seguridad, sabiendo que no serás juzgada, y sí escuchada y abrazada. Solidaridad, comprensión y mucho sentido del humor. Muchas, muchas risas y carcajadas sanadoras. La risa tiene la capacidad de sacarnos de la pena y llevarnos a la inteligencia. Cuando te ríes, todo el cuerpo vibra, y la vibración estimula y activa. Además, según la ciencia, también es bueno para la salud, ya que conversar con personas con las que sientes afinidad y confianza disminuye los niveles de estrés y aumenta la producción de progesterona, al tiempo que se estimula el sistema nervioso parasimpático, se regulan las emociones y el estado de ánimo y se aporta bienestar. Antes de irte, ya estás pensando en el próximo encuentro.

A medida que te vas haciendo mayor, aprendes a querer a las amigas tal y como son. Por el camino, ya se han quedado algunas. Por elección o por descuidar la relación. Pero también porque cambiamos y escogemos libremente alejarnos de las personas que no nos sientan bien. Pues, como en cualquier otra relación, la amistad tiene unos límites muy similares. El respeto hacia ti, respetando la libertad del otro. La amistad implica un riesgo. Si abro mi corazón, me pueden hacer daño. Pero si no lo abro, me pierdo la oportunidad de conocer a una persona fantástica.

> «Soy fan de las mujeres que no te miran mal, ni te odian sin conocerte, las que en cualquier baño público te hablan o se ríen contigo, las que te piropean el cabello o la ropa. Esas mujeres seguras que no necesitan apagar la luz de otra para brillar, todas somos mujeres grandiosas.»
>
> MEME

Con las amigas, las conversaciones navegan de un lado a otro con un orden caótico que únicamente nosotras sabemos gestionar. Pasamos de los parloteos banales sobre moda, belleza, cocina o chismorreos a las conversaciones más profundas sobre emociones, ideas o proyectos. Todo cabe, y lo que desde luego nunca falta es hablar de sexo. Uno de los temas estrella en este tipo de encuentros. Quizá, yo con mis amigas, hablamos más todavía sobre sexualidad por deformación profesional. Pero cuando me encuentro en otros círculos femeninos, en los momentos más distendidos, también se acaba tocando este tema.

Hablar de sexo con las amigas es tan liberador como reparador. Compartir tu momento, tus inquietudes, sensaciones o curiosidades sexuales de forma natural con ellas ayuda a aliviar el posible estrés que vives sobre esta cuestión. Además, siempre te pueden aportar alguna idea o innovación para incorporar en la cama. No hace falta explicar los detalles con pelos y señales, ¡o sí!, pero podemos conectar con este aspecto vital de nuestra existencia que con tanta frecuencia se esquiva.

Las amigas de Palmira son tres mujeres maravillosas que entran en la tienda. Vienen a buscar un «consolador». Tienen que hacer el regalo del 68 cumpleaños de Palmira, una clienta habitual. Previamente, Palmira les ha dicho el juguete que quería. Ellas nunca han comprado un juguete erótico, ni lo han utilizado. Desde que los descubrió, su amiga les habla maravillas de la vibración, de lo bien que se lo pasa y de las pajas que se hace. Cuando ven el juguete y lo sienten externamente sobre sus genitales, estallan a risas. «Huy huy, huy, ay, ay, ay, ja, ja, ja...» Evidentemente, les ha gustado. Se llevan el vibrador de Palmira y tres más. Al cabo de unas semanas, vienen las tres amigas a darme las gracias. Les he dicho que este agradecimiento no es para mí, es para su amiga Palmira.

Compartir la experiencia del vibrador todavía ha unido más a este cuarteto de mujeres de oro. Es lo mismo que sucede en una auténtica reunión Tapersex®.

———————

Como creadora y fundadora de las reuniones Tapersex®, llevo organizando encuentros con mujeres para hablar de sexualidad a través de los juguetes eróticos desde 1999. ¡Una porrada de años!

———————

Una reunión «TAPERSEX®» es una reunión concertada, voluntaria y lúdica cuyo fin es que una asesora muestre y explique las virtudes, características e instrucciones de uso de los productos para adultos, con un discurso didáctico, que combina las sugerencias de juego erótico con la información terapéutica, con la intención de enriquecer la vida sexual, que predispone a un diálogo sincero y cómodo entre l@s asistentes que participan activamente con preguntas y explicaciones. Al final, l@s asistentes adquieren los productos según sus preferencias».

Eva Moreno,
en Mujeres, juguetes y confidencias

———————

En estas reuniones, mayoritariamente organizadas por mujeres, se juntan amigas o conocidas con una inquietud común que tiene que ver con la sexualidad y que comparten con otras mujeres. Los juguetes y la cosmética erótica sirven de vehículo de comunicación y de educación sexual; la conexión emocional la van estableciendo ellas a través de las bromas y el relato de las experiencias personales. Después de una reunión Tapersex®, las amigas son todavía más amigas.

En una reunión Tapersex® pasan muchas cosas:

- Las mujeres se sienten vinculadas. Aclaran dudas que pueden llegar a generar problemas por alimentar falsas creencias. Hablan con libertad y espontaneidad. Comparten momentos vitales sexuales comunes y se sienten reconfortadas, aliviadas.
- Intercambian información. Antes, durante y después de la reunión. Antes, en los grupos de WhatsApp ya empiezan con las dudas y el cachondeo. Durante la reunión plantean cuestiones sorprendentes para las amigas, descubren experiencias silenciadas y hacen confesiones inesperadamente liberadoras. Después, rememoran lo sucedido durante la reunión en un entorno en el que se ha pactado la confidencialidad. Comparten cómo ha sido su experiencia probando los productos adquiridos en la reunión. Lo enriquecen con sus trucos y técnicas personales.
- Entre las asistentes, mejora el diálogo y la relación, en el caso de que ya se conociesen. Y, si no es así, puede nacer una nueva amistad.
- Surge la empatía, la sensibilización conectando con la emoción. Hay un gran respeto y complicidad.
- Sintonizan a través de la risa y las buenas vibraciones.
- Toda comunicación implica una modificación. La interacción que se produce en la reunión provoca un cambio, un pequeño clic que acostumbra a ser positivo.
- Aumenta el deseo sexual.

«Los grupos de reflexión, de terapia o estas reuniones Tapersex®, donde las personas hablan de sus experiencias en confianza, permiten, entre otras cosas, hacer visible la diversidad, descubrir que "no soy rara/o" y que hay otras personas que escapan a la normalidad estadística aprendida como "verdad única", que muchas de ellas lo viven con placer, que a veces les complica y otras, no... Permiten que avancemos un poquito en aceptar nuestras contradicciones y en dejar de estigmatizarnos y estigmatizar.»

FLAVIA LIMONE,
sexóloga, en *Mujeres, juguetes y confidencias*

HABLAR DE SEXO CON LAS AMIGAS

- Reduce el estrés. Hablando con tus amigas te das cuenta de que lo que te pasa a ti también les puede haber pasado a ellas. El desahogo y la empatía tranquilizan.
- Aumenta la progesterona, hormona que facilita la vinculación social. Cuantas más conversaciones con las amigas, más ganas de seguir hablando.
- Desvanece dudas. De un encuentro con amigas siempre te llevas cosas que no sabías.
- Los momentos de risas te ayudan a liberar el estrés y a mejorar el estado de ánimo.
- Permite compartir trucos. De cocina, de belleza, de sexualidad o de cualquier otro tema. Si es algo bueno para mí, lo comparto con mis amigas.
- Aumenta el deseo sexual. Hablar de sexo, de lo que hacen o no, de su estado vital sexual, de novedades, alimenta el deseo.

- Puedes explicar tus prejuicios o tabúes sexuales sin problema. Hablar de ello desinhibe y ayuda a reducirlos.
- Estimula la creatividad sexual y vital.
- Proporciona una gran sensación de bienestar y alivio. Compartir los temas que nos inquietan es liberador.

SORORIDAD

Proviene del latín *sor* que significa «hermana». Se refiere a la hermandad entre mujeres con respecto a las cuestiones sociales de género, especialmente en sociedades patriarcales, y al apoyo, coexistencia y solidaridad que se establece entre nosotras. La sororidad está basada en una relación de amistad, ya que entre las amigas aprendemos, podemos enseñar y construir. Unas funcionamos como el espejo para otras, así nos reconocemos a través de la mirada, la escucha, la crítica y el afecto de otra mujer. La sororidad elimina la idea de la enemistad histórica entre mujeres.

Las relaciones de amistad se hacen: nacen pero después se tienen que cuidar y mimar. Así que si te das cuenta de que últimamente no has quedado con tus amigas, provoca un encuentro. Este es un buen momento para enviar un mensaje o hacer una llamada.

Estimadas amigas del alma, compañeras de vida
y mujeres preciosas, a todas vosotras
os dedico este capítulo.
Gracias por estar cerquita.
Os quiero.

EN POCAS PALABRAS

Las relaciones con nuestras amigas son un regalo que debemos cuidar, al margen de las relaciones de pareja. Forman parte de nuestra esfera personal. Con ellas hablamos, nos reímos, nos liberamos. Nos expresamos con la confianza de los años de relación y de las experiencias compartidas.

MIS FRASES PARA TI

- Las amigas del alma son compañeras de viaje en los mejores y peores momentos.
- Igual que con el amor a primera vista, con una amiga también se produce una conexión instantánea cuando la acabas de conocer: te relacionas con ella con tanta naturalidad y confianza como si la conocieses de toda la vida.
- Aunque no solucionas los problemas, después de estar con las amigas te sientes mejor, más relajada, alegre y optimista.
- Hablar de sexo con las amigas es tan liberador como reparador.
- Las relaciones de amistad se hacen: nacen pero después se tienen que cuidar y mimar.

Tu puesta a punto sexual

Preparada para quererme

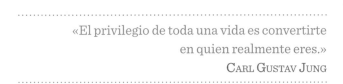

«El privilegio de toda una vida es convertirte
en quien realmente eres.»
CARL GUSTAV JUNG

Eres la única dueña de tu deseo y de tu sexualidad; esa es una de las cosas más poderosas que una mujer tiene. Afortunadamente, cada vez somos más conscientes de la sexualidad, y cogemos las riendas de esta faceta de nuestra existencia, reconociendo los aspectos que tenemos que cuidar, las carencias y las fortalezas.

Una mujer que conoce su sexualidad tiene poder y plena confianza en ella en los otros ámbitos vitales. Distingue lo que quiere y, mejor todavía, sabe bien lo que no quiere. Pone su energía en conseguir lo que desea, con pasión y respeto. No se trata del poder para manipular a otra persona y llevarla a la cama, ni tampoco se trata de ser muy promiscua. Se trata de comprender el valor de la sexualidad, de reconocerlo en ti. De mantener relaciones sexuales cuando quieras y con quien quieras, porque la confianza que tienes en ti misma te lleva a donde quieres ir.

Quererte a ti misma es perdonarte, aceptarte y respetarte hablándote de forma positiva, desde el crecimiento y no desde la destrucción, ni desde el insulto o la crítica hacia ti, siendo más tolerante con tus defectos y sin autosabotearte. Reconociendo en ti la capacidad para cambiar y mejorar si lo deseas. Haciendo un viaje dentro de ti que derive en el aumento de confianza y de autoestima. Cuanta más autoestima tengas, más confianza ganarás en ti. Con un recorrido que te lleve a potenciarte. La imagen negativa sobre ti misma, la baja autoestima y el desprecio permiten la dominación o el sometimiento de alguien que se cree mejor que tú.

La opinión que tenemos de nosotras mismas tiene mucho que ver con la autoimagen. Ya es hora de que empecemos a relacionarnos con nosotras mismas sin presión. Aunque no te guste tu cuerpo, con el automaltrato verbal o de pensamiento alargarás cualquier transformación. Mímate por dentro y por fuera. Alcanzarás tus pequeñas metas con una actitud de más amor hacia ti, con una buena relación contigo misma.

Aprenderás a saber qué es lo que te gusta sexualmente viviendo experiencias desde el conocimiento de tu cuerpo. Así, las experiencias imprescindibles son contigo misma, masturbándote, ya sea con las manos, con un cojín o un vibrador. El poder de tus orgasmos es tuyo, depende de ti.

Resta importancia a lo que piensen los demás. Respétalos, pero sigue adelante con tu voluntad evitando hacer daño a nadie. Las decisiones de tu vida las tomas tú, y tú vas a tener que vivir con los resultados o las consecuencias de las decisiones tomadas —tanto si son acertadas como si no—, esa es tu responsabilidad.

Mereces respeto y ser escuchada. No te conformes por costumbre, y si no te tratan bien, vete. Recuerda que no tienes la magia para cambiar a las personas, pero posees todo el poder para gestionar tus cambios y tus elecciones. Desconecta de tu vida las relaciones o las personas no saludables.

AUMENTA TU PODER SEXUAL

- Conecta con tu «yo sexual». Tanto si mantienes relaciones sexuales contigo misma, como si las compartes u optas por no tener relaciones. Tu yo sexual está en ti.

- Identifica en ti tus necesidades y deseos. Si tienes pareja, compártelos con ella.
- Ama tu cuerpo. Tu cuerpo es tu templo.
- Marca tus límites y determina tus prioridades.
- Explora tu cuerpo.
- Regala masajes a zonas inexploradas de tu cuerpo.
- Tus orgasmos son tuyos y dependen de ti.
- Busca tus orgasmos, y cuando lo necesites, recurre a sus maravillosos efectos.
- Cuida de tu salud genital. Hidratación y suelo pélvico.
- No te cortes y expresa todas tus emociones de forma saludable. Fuera contención.
- Potencia la comunicación sincera y clara. Contigo y con los demás.
- Trabaja para eliminar culpas y vergüenzas limitadoras.
- Escucha y mira y analiza los mensajes sobre sexualidad y erotismo que recibimos constantemente.
- Comparte risas y charlas sexuales con tus amigas.
- Resístete a aceptar los estereotipos sexuales, las falsas creencias, las ideas falsas, las suposiciones y los mitos culturales que tratan de imponer, controlar y manipular la sexualidad.
- Localiza las cosas que para ti son auténticamente eróticas.
- Define tu identidad sexual sin necesidad de ocultar o cambiar para evitar los juicios y las críticas de otras personas.
- Elige tus deseos sin renunciar a ninguno. Vive de acuerdo con ellos.
- Asume tus decisiones sexuales con responsabilidad hacia ti misma.
- Regálate placer sexual regularmente.
- Educa tu confianza sexual.
- Decídete a pedir lo que quieres, no lo que tienes que querer.
- Decídete a decir lo que quieres, no lo que tienes que decir.
- Disponte a dar lo que quieres, no lo que tienes que dar.

> «Soy fuerte, soy ambiciosa y sé exactamente lo que
> quiero. Si eso me convierte en una perra, está bien.»
> MADONNA

EN POCAS PALABRAS

Permitirte conocer tu cuerpo y quererte aceptándote tal y como eres te abre las puertas al crecimiento sexual y del deseo que hay en ti.

MIS FRASES PARA TI

- Eres la única dueña de tu deseo y de tu sexualidad; esa es una de las cosas más poderosas que una mujer tiene.
- Quererte a ti misma es perdonarte, aceptarte y respetarte hablándote de forma positiva, desde el crecimiento y no desde la destrucción, ni desde el insulto o la crítica hacia ti, siendo más tolerante con tus defectos y sin autosabotearte.
- Aprendes a saber qué es lo que te gusta sexualmente viviendo experiencias desde el conocimiento de tu cuerpo.
- Recuerda que no tienes la magia para cambiar a las personas, pero posees todo el poder para gestionar tus cambios y tus elecciones.

La sexualidad vive en mí

La sexualidad es una profunda vía de desarrollo personal, es una
energía vital que se mueve a lo largo de nuestro cuerpo durante toda
la vida, respaldando nuestra salud, creatividad y longevidad. Un poder innato que vemos manipulado por lo que la sociedad nos dice
que «debería ser», y nos lo creemos, aunque eso constituya una forma fácil de controlar la expresión natural de nuestra capacidad sexual. Es nuestra responsabilidad cuidar de nuestro cuerpo. Mimar
la esfera sensual y disfrutar del placer. Potenciar el amor hacia nosotras mismas, alejando los autoengaños. El placer sexual genera
bienestar y se puede cultivar. Es un regalo que te haces a ti misma.
Depende de ti. De ti depende hacer tu propio modelo de sexualidad
reconectando con tu placer.

Enfócate en el objetivo que quieres cumplir, ya sea recuperar la
vida sexual, masturbarte más a menudo, reconectar con tu relación
de pareja, reconectar con tu cuerpo o con tu genitalidad abandonada. Lo que desees hacer. Si es en pareja, el objetivo debería estar
consensuado por ambos. Si es en solitario, adelante contigo misma.

La sexualidad late cada día en nosotras y cambia a medida que
vivimos experiencias, que nos conocemos mejor y que nuestro

cuerpo también se transforma. El impulso sexual nos acompaña toda la vida. Disponiendo de la información adecuada y potenciando las condiciones favorables, podemos tener una vida sexual larga y feliz.

Apasiónate explorando tu propio placer. Todo aquello en lo que pones tu atención crece, se expande. Tiene su fruto. Si pones pasión en explorar tu placer, vas a tener más placer. Se trata de modificar el punto de vista. Pensar en positivo: piensa en cómo tener más placer y no en el placer que no tienes. Evita los discursos internos de autocastigo, pensamientos que te fustigan y te mutilan. Dales la vuelta. Tal y como piensas, es como sientes. Cambia de foco, aprende a darles la vuelta. Los pensamientos optimistas hacia tu deseo alimentan el jardín de tu deseo, de tu autoestima.

Concéntrate en las experiencias que para ti son placenteras. Haz la lista de las cosas que te producen placer. Si te gusta darte un masaje, adelante con ello. Pide cita, día y hora. Y si no puedes pagarlo, date tú un automasaje. Si te gustaría verte sexi con una lencería bonita, adelante con ello. Ve a una tienda especializada y comparte la lencería más sexi o guarra que encuentres. Si no puedes, customiza la tuya. Personalízala. Si lo que quieres es una velada bonita con tu pareja, pídela, provócala. No te quedes con las ganas. Si no puedes ir a un restaurante, organiza la cena en casa.

No limites tus deseos, piensa a lo grande. No te pongas trabas, no te cortes. Sin miedo a conectar con tu deseo. Pensando en ti. Siendo bueno para ti, será bueno para las personas que te importan. Fuera el sentimiento de culpa y de responsabilidad por los otros. De dentro hacia fuera. Tu felicidad depende de ti; tu deseo depende de ti.

Cuanto más conectamos con nuestra sexualidad, más conectamos con el deseo, y cuanto más sexo tenemos, más sexo deseamos. La vida sexual te durará toda la vida si la tratas con cariño y mantienes el deseo de seguir aprendiendo sobre ti y descubriendo sobre tu cuerpo y tu placer. Es una decisión personal. Priorizarlo como un objetivo de salud al que dedicar tiempo. Empieza ahora; este es el mejor momento para pasar a la acción. Da un primer paso, un pequeño movimiento. Con energía y convicción. Un gesto reconfortante y que te dice que eres capaz. El deseo sexual vive en ti.

CONCIENCIA DE VULVA
Respirar el sexo

El objetivo de esta dinámica es que notes la sensibilidad de tus genitales respirando para despertarlos desde la vagina.

1. Siéntate en una silla con las piernas semiseparadas y los pies apoyados en el suelo. Con la espalda recta.
2. Inspira aire por tu nariz presionado hacia arriba los músculos de tu vagina, como si cogieses el aire desde tu vagina. Como si el aire entrase desde tus genitales y tuviese que salir por la nariz. ¡¡Aunque fisiológicamente entra por tu nariz, no te vayas a ahogar!!
3. Aguanta el aire durante cuatro segundos.
4. Expulsa el aire.

Hazlo con las piernas abiertas y balanceando tu pelvis hacia delante y atrás. Exageradamente, tocando con tu vulva la superficie sobre la que estás sentada. Un taburete o una banqueta es ideal. Tus piernas entre el asiento, como si montases a caballo o en bicicleta.

La conciencia de tu vulva equivale al reconocimiento por presión de tus genitales. Igual que reconoces cualquier otra parte de tu cuerpo. Sintiéndolo.

Combina esta posición con la respiración desde la vagina como hemos hecho antes.

Necesitas tiempo, ya sabes: el deseo no viene del cielo, te lo tienes que currar. Haciendo el símil del jardín, cuenta que, por lo menos, necesitarás todo un año para pasar todas las estaciones y recoger el fruto. Cárgate de paciencia y de comprensión hacia ti misma. Lo que has abandonado durante mucho tiempo seguramente no se recuperará en dos días. Si te impacientas, frustrarás el intento llenándolo de ansiedad. Ponte metas pequeñas con bajas expectativas. Diminutos pasos que irán modificando el presente. Te pido que no te impacientes ni tires la toalla. Si has desatendido tu deseo, la responsable eres tú. Ahora no te vuelvas a refugiar en excusas; mantente firme en tus objetivos. Hace falta constancia para reparar toda la vajilla emocional y del deseo rota. Con esa vajilla ya no vas a comer la sopa, tendrás que modelar unos nuevos platos. Olvídate, tu deseo no va a ser como el que recuerdas. Refugiarte en el pasado te conducirá a la decepción del presente. Por el contrario, la constancia te llevará al final del camino y, por poco que logres, será más de lo que tienes. Evita proyectar un resultado concreto, especialmente si en este proceso hay implicada otra persona. Ni siquiera tú sabes cómo vas a reaccionar; por lo tanto, es imposible saber cómo lo hará tu pareja.

«Cambia lo superficial.
Cambia también lo profundo.
Cambia el modo de pensar.
Cambia todo en este mundo.
Cambia el clima con los años.
Cambia el pastor su rebaño.
Y, así como todo cambia,
que yo cambie no es extraño.»
MERCEDES SOSA

EN POCAS PALABRAS

Si es tu elección, el placer y el deseo sexual se pueden cultivar y deben ser como tú decidas que sean, no como alguien que no tiene nada que ver contigo dice que tienen que ser. Enfócate en tu objetivo, apasiónate explorando tu propio placer, buscando experiencias placenteras, y no limites tus deseos. Piensa a lo grande y tómate el tiempo que necesites para ello.

MIS FRASES PARA TI

- La sexualidad es una profunda vía de desarrollo personal, es una energía vital que se mueve a lo largo de nuestro cuerpo durante toda la vida, respaldando nuestra salud, creatividad y longevidad.
- La sexualidad late cada día en nosotras y cambia a medida que vivimos experiencias, que nos conocemos mejor y que nuestro cuerpo también se transforma.
- Cuanto más conectamos con nuestra sexualidad, más conectamos con el deseo, y cuanto más sexo tenemos, más sexo deseamos.

Del sexo a la sexualidad imperfecta

«La ausencia de imperfecciones en la belleza es
ya en sí una imperfección.»
HENRY HAVELOCK ELLIS

El deseo sexual femenino es muy complejo y fascinante. Hay muchos factores que influyen para que una mujer revele su interés por la intimidad: estar descansada, la imagen corporal, la salud genital y física, la historia vital sexual y emocional, sus discursos internos, el entorno... Los factores son múltiples y exclusivos de cada mujer. Saber que el deseo sexual es sensible y variado resulta fundamental para navegar en las discrepancias del bajo deseo sexual.

Durante mucho tiempo hemos creído que el deseo sexual saludable solo es el que resulta espontáneo. Por eso, cuando una mujer no siente ese impulso, piensa que algo va mal. Entra en la rueda de pensamientos negativos y de atribuirse la culpa a sí misma, transformando la percepción de la sexualidad en algo dificultoso y molesto, cuando únicamente tiene otra forma de expresar el deseo. De ese modo, el deseo se acaba convirtiendo en una cuestión incómoda y, si es posible, evitable.

Ahora ya sabemos que el deseo sexual espontáneo es tan solo una visión más del deseo sexual saludable, y que en la mujer se acostumbra a dar, por lo general, en las primeras etapas de una relación.

El hecho de que no tomes la iniciativa en la intimidad y no tengas fantasías sexuales no significa que tengas un problema de deseo sexual inhibido. Hablamos de deseo sexual inhibido cuando no se siente nada de nada. Pero si cuando empiezas a masturbarte te activas, o cuando tu pareja te invita al juego, tú acabas disfrutando, entonces, sientes deseo sexual, aunque no lleves la iniciativa, y probablemente también tienes un problema de comunicación con tu pareja. El deseo sexual necesita cuidados y atención constantes. Aunque en la mayoría de las mujeres la sexualidad requiere del componente emocional y afectivo más que la propia atracción física, no en todas ocurre así: las mujeres también buscamos el sexo y el placer sexual como un componente básico de nuestras vidas y de las relaciones.

Existe la creencia de que, cuando encontremos a la pareja perfecta e iniciemos una relación, el sexo será sublime para siempre. Lamento decirte que es una fantasía; justamente, lo que nos dice la realidad es que después de los primeros meses de fogosidad, todo se relaja bastante, y más todavía en las parejas de largo recorrido.

El deseo sexual es un impulso biológico y un estado mental. El deseo es el gusto por el contacto con una misma y con el cuerpo de otra persona, y por el placer que producen tales contactos. El deseo necesita de los placeres corporales. El deseo necesita del sexo.

El sexo es el contacto físico. Masturbarte o tocar a otra u otras personas. Incluye muchos tipos de comportamientos: estimularse con las manos, besarse, darse un masaje, el onanismo y el coito.

Todas estamos aquí gracias a una experiencia de sexo. Dispones de todo el cuerpo y de la imaginación para lograr sensaciones eróticas en un entorno de respeto y confianza.

El sexo perfecto no existe. Cada persona o pareja se expresa de una forma diferente, y el secreto de la sexualidad es saber cuál es la mejor forma para ti: una información única que tienes exclusivamente tú. Depende de ti. Como depende de ti conocer tu anatomía genital, tu respuesta sexual, desarrollar habilidades de comunicación y ser honesta y asertiva con tus peticiones.

La sexualidad es intrínseca al ser humano. Incluye el comportamiento sexual, el género, los cuerpos, los valores, las actitudes, el crecimiento personal, una filosofía de vida y la intimidad.

La sexualidad constituye una parte saludable de lo que somos en las distintas etapas de la vida. Relata cómo nos expresamos, cómo nos comunicamos, cómo nos vestimos y cómo nos relacionamos con los demás. Manifiesta las creencias que tenemos, las actitudes, los cambios corporales y emocionales, la forma en que nos vemos y la forma en que nos tratamos. Contiene pensamientos eróticos, fantasías sexuales, gustos sexuales, fetichismos, pornografía, relaciones afectivas... Una gran diversidad que nos incluye a todos como seres sexuados desde que nacemos hasta que morimos. La sexualidad son las vivencias, el aprendizaje y el apego, la construimos cada día en nuestra mente.

La construimos cada día en nuestra mente con las anécdotas, experiencias y recuerdos que tenemos desde el principio de la conciencia sexual. Una memoria vital que nos ayuda a integrar y a ajustar nuestras prácticas eróticas y los afectos. Por eso, cada sexualidad es diferente. Por eso no hay una sexualidad perfecta.

Tu sexualidad forma parte de tu responsabilidad. Cuidar de tu deseo no equivale solamente a incrementar el número de coitos, que también, si es lo que deseas. Pero después de todo lo que te he contado, ya has visto que hay muchas maneras de expresar el deseo. De conectar contigo y con tu pareja. No es solamente el coito, hay mucho más. También es decir que no a las situaciones, comportamientos o personas que no te sientan bien. La resignación y el deseo son como el agua y el aceite para tu vida sexual: no pueden convivir juntos.

Hemos evolucionado desde la sexualidad para la procreación hasta la sexualidad por y para el placer. El placer se basa en sentir y en dejarte sentir; no lo que nos dicen que tenemos que sentir, sino lo que sientes. Escucharte y decidir, sin miedo a tomar las riendas de tu vida sexual, sea con sexo o no.

Hay mujeres que prescinden temporal o definitivamente de las relaciones sexuales, ya sea para eliminar un problema, por la paz que ello les proporciona o, simplemente, porque tienen la libertad de hacerlo. Cualquier razón es válida si quien toma la decisión es sincera y congruente consigo misma. Una mujer siempre gana cuando decide de modo consciente lo que hace con su cuerpo porque lo que hace con él es un asunto exclusivamente suyo.

La inseguridad, la falta de identidad, la idealización, la dependencia y el miedo a la intimidad recorren la historia y la biografía de la mujer desde el origen de la sociedad patriarcal, que ha promovido la discriminación y la desigualdad entre géneros. Nos han educado para ser protectoras y para mirar antes por los demás que por nosotras mismas, y, así, hemos interiorizado la necesidad de gustar y de buscar el sentido de nuestra identidad en la aprobación de los otros.

Históricamente, la sexualidad de la mujer ha sido objeto de control y de estudio, casi siempre desde una mirada de inferioridad con el ansia de oprimirla. Me pregunto por qué —si realmente la sexualidad femenina es tan complicada y tan desconocida— no nos educan para tomar las riendas de nuestra autonomía sexual. Quizá sea porque, en el fondo, es una amenaza, ya que la sexualidad es un gran vehículo de liberación femenina, y que nos liberemos da miedo. Así que ya es hora de que nos responsabilicemos de nuestra sexualidad y de que seamos nosotras las que manejemos el timón de nuestra vida sexual.

La gestión positiva del deseo sexual es el gran paso que nos resta por dar en la evolución de la sexualidad femenina. Todavía nos queda mucho por saber de nosotras, así como despojarnos de las mochilas de la sexualidad patriarcal, donde el coito es el epicentro de la sexualidad.

Tu deseo es tuyo, depende de ti. Es tu responsabilidad, y de nadie más.

Aprender de ti y conocerte es un camino precioso. En el trayecto puedes cambiar lo que no quieres por lo que deseas. Por favor, no renuncies. Aleja la negatividad y la lástima. Despídete de los recuerdos paralizadores y sé tolerante contigo. Sin miedo. La sexualidad es un viaje vital que depende de ti.

«Solo estoy segura de dos o tres cosas, y una de ellas es que prefiero ir desnuda que llevar el abrigo que el mundo ha hecho para mí.»

Dorothy Allison

Mi deseo

«Mejorarte a ti misma es lo mejor que puedes hacer
para mejorar el mundo.»
Ludwig Wittgenstein

Mi deseo con este libro es darte herramientas para que reconozcas tu poder sexual. También deseo que la sexualidad sea para ti una compañera de vida, y no una carga. Deseo que pienses en ti.

Agradecimientos

A Sandra Bruna, mi agente editorial, por volver a confiar en mí; esta vez el viaje de la escritura lo he hecho en solitario. Gracias, Sandra.

A Teresa Petit, editora de Grijalbo, un café con leche y un índice fueron suficientes para emprender este proyecto.

A Mónica Naranjo, gracias infinitas por tus palabras y por confiar en mí.

A Esther y Lucrecia, por ser mis amigas del alma y verme capaz de alcanzar esta meta.

A mi tío Ángel, por su sabiduría.

A Joaquim, Albert y Ferran, tres de los hombres de mi vida. Con vosotros, aprendo.

A Jaume, por tu fuerza y amor.

A mis pacientes, por abrirme su corazón.

A todas las personas que han puesto un poquito de ellas en este libro.

Bibliografía

– Albert Ellis. *Sexo sin culpa en el S.XXI.* (2005) Madrid. Los libros del comienzo.

– Barry R. Komisaruk, Beberly Whipple, Sara Nasserzadeh, Carlos Beyer, Rosemary Basson. «The Female Sexual Response: A Different Model». *Journal Of Sex & Marital Therapy* (2000).

– Alice Khan Ladas, Beverly Whipple, Jhon D. Perry. *El punto G y otros descubrimientos sobre la sexualidad humana.* (2006) Madrid. Neo Person Ediciones.

– Faith Jabs & Lori A. Brotto. *Identifying the disruptions in the sexual response cycles of women with Sexual Interest / Arousal Disorder.* Departament of Obstetrics and Gynecology. University British Columbia, Vancouver. (2018)

– Flores. *Orgasmo. Todo lo que quiso saber y nunca se atrevió a preguntar.* (2011) Barcelona. Paidós.

– Goleman, Daniel. *Inteligencia Emocional.* (1996) Barcelona. Editorial Kairós.

– Helen S. Kaplan. *Evaluación de los trastornos sexuales.* (1983) Barcelona. Grijalbo.

– J. Díaz Morfa. *Prevención de los conflictos de pareja.* (2003) Bilbao. Descléea De Brouwer.

- Mantak Chia y Maneewan Chia, Douglas Abrams, Rachel Carlton Abrams. *La pareja multiorgásmica.* (2005) Madrid. Neo Person.

- Eva Moreno. *Mujeres, juguetes y confidencias.* (2007) Barcelona. Editorial Planeta.

- Desmond Morris. *Comportamiento íntimo.* (1974) Barcelona. Plaza & Janés.

- Sheryl A. Kingsberg y Terri Woodard. *Disfunción sexual femenina. Con enfoque en la disminución del deseo.* (2015) The American College of Obstetricians and Gynecologist.

- W. Masters & V. Johnson & R. Kolodny. *La sexualidad humana.* (1982) Barcelona. Grijalbo.

- Naomi Wolf. *Vagina.* (2013) Barcelona. Editorial Kairós.

- Claudia Brumbaungh, Chris Fraley. *Too fast, too son? An empirical research on bouncing relationships.* (2014) Journal Social And Personal Relationships.

- Ana Plaza Montero, Rosario Nieves, Ilia. *La vivencia del duelo por pérdida corporal y las estrategias de afrontamiento en un grupo de mujeres mastectomizadas.* Informes Psicológicos, Vol. 14. Enero-junio, 2014.

- Denny García Padilla, Pilar García Padilla, Blanca Ballesteros, Mónica Novoa. *Sexualidad y comunicación de pareja en mujeres con cáncer de cérvix. Una intervención psicológica.* (2003) Universidad de Psicología de Colombia.

- Lonnie Barbach, *Los secretos del orgasmo femenino,* (2002) Barcelona. Ediciones Martínez Roca.

- Komisaruk, Whipple, Nasserzadeh, Beyer-Flores, *Orgasmo,* (2011) Barcelona. Paidós.

- Eva Moreno. *Es la hora del Tapersex, Guía práctica de juguetes eróticos.* (2006) Barcelona. Now/Ara Llibres.

- Quinn-Nilas, Benson, Milhausen, Buchholz, Gonçalves. *La relación entre la imagen corporal y los dominios del funcionamiento sexual entre mujeres adultas heterosexuales y emergentes.* (2016) Universidad de Guelph. Canadá.

- Dossie Easton, Janet W. Hardy. *Ética Promiscua.* (2016). Editorial Melusina.

- Christopher Ryan, Caracilda Jethá. *En el principio era el sexo.* (2012) Barcelona. Editorial Paidós.

- Brotto, Heiman, Tolman. *Narrativas del deseo en mujeres de mediana edad con y sin dificultades de excitación.* Sex Research Magazine. (2009)

- Shifren, Jan L.; Monz, Brigitta U; Russo, Patricia A.; Segreti, Anthony; Johannes, Catherine B. *Sexual Problems and Distress in United States Women: Prevalence and Correlates.* Obstetrics & Gynecology. Noviembre de 2008. Volumen 112. Massachusetts Hospital, Boston.

- Caroline Moreau, Anna Kagesten, Robert Blum. *Sexual dysfunction among youth: an overlooked sexual health concern.* BMC Public Health. (2016).

- Jean M. Twenge, Ryne Sherman, Brooke Wells. *Declines in Sexual Frequency among American Adults, 1989-2014.* Archive of Sexual Behavior. Noviembre de 2017. Volumen 46.

Páginas web

Sex and Love Addicts Anonymous (SLAA)
https://slaafws.org

Resource Center for Demisexuality
http://demisexuality.org

Sexaholics Anonymous
www.sa.org

The Asexual Visibility & Education Network
www.asexuality.org

Future of Sex
www.futureofsex.net/

Tapersex®Oficial
www.tapersex.com

Eva Moreno
www.evamorenosexologa.com